になりました。それを追求していくうちに、いつしか私にはそれまでと質の違う身体の使い方が身についていきました。

それは武道の理とか、運動のコツとかと表現されるような、腕力とは一線を画すものです。それを知らない人にとっては、「不思議な力」と感じられるものです。

私が驚いたのは、その合理的な身体の使い方が少しずつできるようになるにつれて、18歳の頃から私の悩みの種だった腰痛が改善していったのです。

若い頃は「いかに相手を倒すか」ばかりを考えてきた私が、40歳を過ぎた頃には「いかに癒やすか」を考えるのが習慣になっていました。いつしか病院内でも看護師仲間や患者さんから、身体の不調について色々な相談を受けるようになりました。

その後、私は病院から福祉関係の方に転向しました。高齢者の健康について色々な勉強をしながら、身体の使い方の観点から高齢者の身体を観察すると、姿勢の悪さから来る不調で苦しんでいる方がとても多いことに気が付きました。しかも、治ることのない不調に対して薬を飲み続けている方のなんと多いことか。

私は、高齢者の健康を守る方法を考えながら、その一方で高齢者が苦しんでいることの原因から逆算して健康を保つ方法を考えるようになりました。つまり、加齢で身体に大きな不調が現れる前に、どのようにすれば健康を失うことなく生きていけるのかを考えたのです。

「武道家」と聞けば、老齢になっても体格の良い若者を不思議な力で制してしまうというイメージを持っている人も、少なからずいることでしょう。伝承や時代劇の中の話だと思っている人も、もちろんいることでしょう。しかし、鵜呑みにできないまでも、もしかして、武道には不思議な力があるのかもしれない、と日本のみならず、世界中の人々が思っているはずです。

どうして皆、そう思っているのかと言えば、武道を経験したことがある人の多くが、常ならざる力を体験し、その先に「達人の世界」があることを直感的に理解するからです。始めは筋力と体力で挑もうとしていても、やがてその限界とともに、筋力に頼らない高度な身体の使い方の存在にも気が付くのです。

武道に伝わる高度な身体の使い方については、流派によって様々に伝承され、実に多岐にわたっていますが、その中で最も基本的かつ重要な要素と考えているのが、「姿勢」です。

武道家が老齢になっても衰えない、最近の言い方をすれば「健康寿命が長い」のは、実は、この構えに秘密があるのです。さらに言えば、構えによって、人体の柱である「背骨」を常に整えているからなのです。

この本では、そのノウハウを「姿勢」という観点から誰にでも実践できるような方法で紹介したいと思います。個人差はありますが、私の経験上、効果的なことばかりです。

悪い姿勢や悪い習慣の影響は、頭痛をはじめ、膝や足首・足爪先の痛みまでを引き起こす原因となります。つまり頭のテッペンからつま先までに影響するということです。

逆に言うと、正しい姿勢を意識し、悪い習慣を捨てていけば、全身の調和が保たれて、健康を守ることができるということです。

このことは、武道の経験を長くされている方には、身にしみて感じられるものです。

「健康」の「健」とは「秩序と調和があり、支障がないこと」、「康」とは「心安らか」という意味です。ほとんどの方は、自分の身体に「痛い」「調子が悪い」などの具体的な問題が出て、苦しい思いをしてからでなければ、自分の健康について気を付けません。身体に問題が出る前から、わずかな努力を続けることで、きっと5年先、10年先は何もしなかった場合とは、まったく違った結果になることでしょう。

また、本書では、元看護師であり、また現役のデイサービス運営者としての「医療従事者」の視点からも、姿勢と健康についてお話しをしていきたいと思います。肩こりや腰痛だけでなく、頭痛や内臓の不調、嚥下困難まで、実に様々な不定愁訴が姿勢の悪さに起因していると、私は考えています。

崩れた姿勢を日常的に続けてしまうという、ほんの些細なことの積み重ねが、健康寿命を縮めてしまうことを、私は日々、お年寄りと接する中で痛感しています。健康寿命どころか、仕事などの社会生活にも影響を及ぼしてしまうという現実があることを、多くの人が理解していないのが現状なのです。

本書では、姿勢の崩れがいかにその人の健康と人生に影響を及ぼすのか、そして姿勢を正す、つまり背骨を整えることがいかに大切かをという話をし、さらに背骨を整える方法をお教えします。


決して小さな継続を敬遠して、安易な手段に頼らないでください。今の時代は、消費を促すことに重点が置かれていて、あらゆる手段で物やサービスを売ろうとしています。その中には、必要のない薬や道具もたくさんあります。とくに、「楽に」「簡単に」「すぐに」という謳い文句で、購買意欲をかき立てようとするものには注意が必要です。

「楽に」「簡単に」「すぐに」という考えを持ち、薬や道具に頼ったことで、残念な状況になってしまった方が大勢おります。

本書を通して、ぜひ一生後悔しないためのヒントを得ていただければと思います。

『いつでも背骨』目次

第3章　正しい姿勢をつくる「ちょっとした努力」
——股関節と肩甲骨、そしてうんこ我慢の姿勢 85

第4章　悪い姿勢に由来する身体の不調
――姿勢から考察する原因と解決法

第1章 正しい姿勢があなたを救う！

——正しい姿勢と悪い姿勢

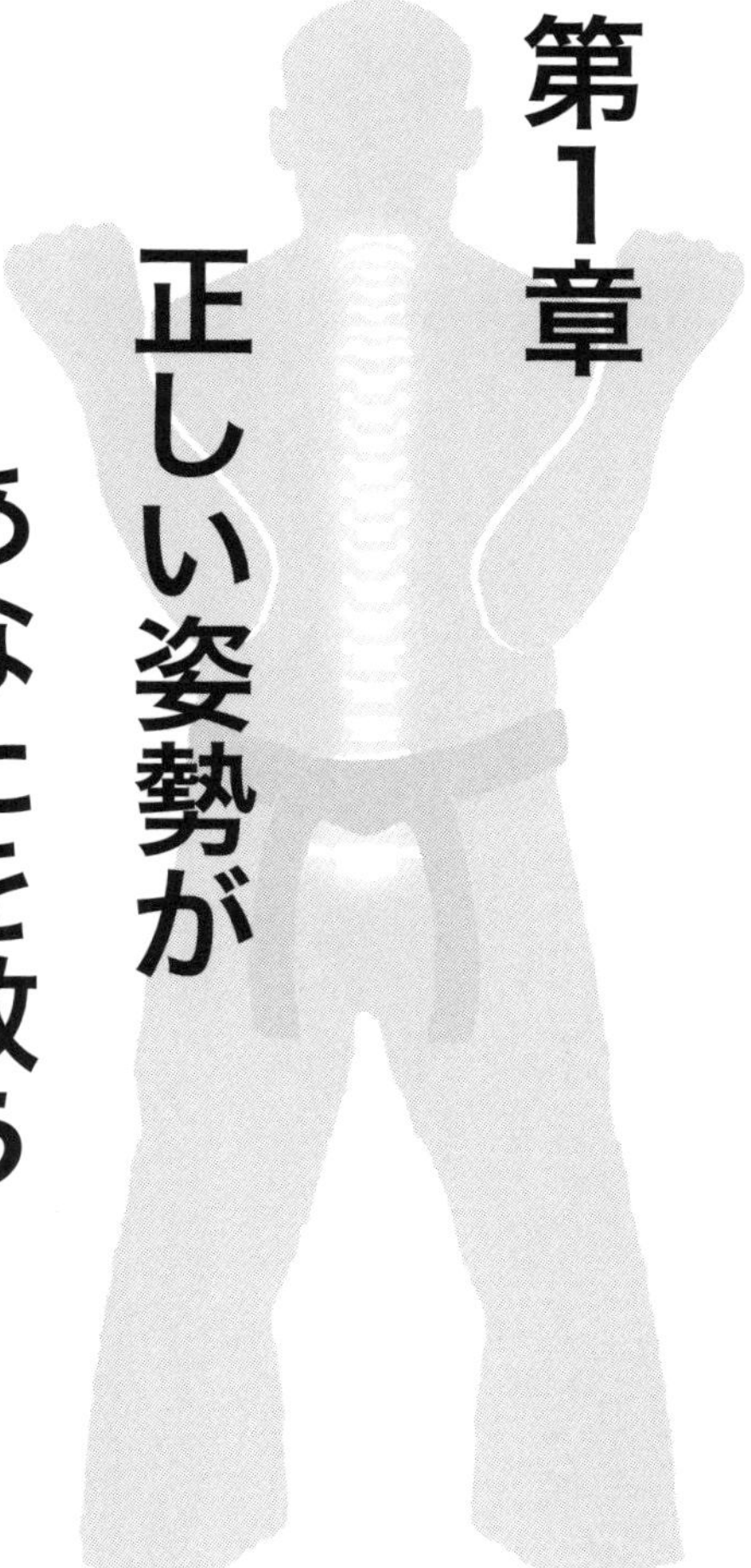

あなたの健康を護る「護身術」を身に付けよう！

日本の医療の現状

医療は「社会保障」の1つですが、国民の健康を守るという点から見れば、国土を守る、災害から守る、犯罪から守る、飢えから守る、エネルギーを供給する、物流を守る、などと同じく「安全保障」であるとも言えます。

厚生労働省がホームページで公開している「人口100人で見た日本」と「日本の1日」という資料には日本の男女比や年齢層割合の他、医療や福祉に関する数字についてよくまとめられていて、日本の現状がよく分かります。

なお、「人口100人で見た日本」は、平成22年～25年の調査を元に作成された、日本を100人の国に例えたもの。「日本の1日」は、同じく平成22年～25年の調査を元に作成された、日本で1日に起きることの数を調べたものです。

この資料によると、日本を100人の国に例えた場合、男性が48・6人、女性が51・4人なのだそうです。そして、15歳未満は12・8人で、65歳以上は26人（うち75歳以上は

12・5人）です。

健康に関する数字に目を移すと、介護サービスを受けている人は4・0人、病気や怪我で通院している人は37・8人、生涯でがんになる人は男性で29・2人、女性23・0人ということです。

なお、２００９年度に外来診療で使われた医療費は12・7兆円です。

次に、日本で1日に起きる出来事についてです。

日本では、1日に２７４９人生まれ、３４８８人が亡くなります。つまり、人口の減少数は1日に７３９人です。

亡くなる人の内訳は、がんが１００８人、心疾患が５３９人、脳血管疾患が３１３人、事故死が１０７人、仕事中の事故が３人、老衰が２０６人、自殺が70人です。

ちなみに1日に結婚するのは１７６４組で、離婚するのは６０９組だそうです。

医療・福祉に関係する数字としては、デイサービスの利用回数３７０７４7回、一人当たりの介護保険からの給付費は３９９４円です。

さらに、入院している人は１３４万１０００人で、通院している人は７２６万５００人。

国民全体の医療費は1074億3000万円、となります。
以上が厚労省のホームページで公開されている情報です。

病院では治らない不調がある理由

では、私たちの健康を守る安全保障である医療・福祉は完璧なのでしょうか？　残念ながらそうではないことは、多くの方が実感されているはずです。長く病院に通っても治らないとか、一生薬を飲み続けなければいけないという例は、枚挙に暇がありません。

というのも、日本の一般病院を外来で訪れる患者さんのうち75％ほどの方は、なんとなく調子が悪いという、いわゆる不定症状——体がだるい、動悸、皮膚のかゆみ、耳鳴り、食欲不振、便秘や下痢、肩こり、手脚のしびれ、息切れ、めまい、頭痛、不眠など原因がはっきりせず、慢性的な症状を訴えているからです。

ほとんどの不定愁訴に対しては、病院は対処療法としての薬や湿布で症状をごまかすことしかできないのです。例えば、患者が「頭が痛い」と言えば鎮痛剤を処方し、「肩が痛い」と言えば鎮痛作用のある湿布を処方します。それらを続けても治らないならば、他の湿布や薬を処方します。

高血圧にしても糖尿病にしても、医師は「薬は生きている間、続けましょう」と言います。それはつまり「治すことはできません」と言っていることに等しいのです。

医療は日々進歩していますし、救急医療など本当に必要な医学もあります。明らかな外傷や骨折があったり、原因となる病原菌が見つかったりするのであれば、医療はそれを解決するための対処ができます。ですが、原因不明の「なんとなく調子が悪い」という訴えには対症療法で、ほとんどの場合、症状を感じづらくする成分を含めた薬を使ってごまかすことしかできません。つまり、医療には不定愁訴の原因を探し、治すことに限界があるのです。現代医学が治せる病気は、現代病の2割とも言われています。

しかし、医療では原因が分からない多くの不定愁訴は、生活習慣と姿勢を直すことで、予防・改善できると考えられます。そして、それこそが大きな病気の予防になるのです。

医は仁術？

当たり前のことですが、医療は人を救うものとして発達してきました。医学を学び実践する人々の多くが、いかに人々を救うかを考えています。医学の道は仁術の道であり、杏林の道です。

しかし、多くの人がいずれ壁にぶち当たります。さきほど説明したように、現代医療では分からないこと、解決できないことはまだまだあるからです。

壁はそれだけではありません。医療に関わる人の初心がいかに素晴らしいものであっても、悪巧みをする人々にとって医療は単なる錬金術の一つでしかなく、純粋な医療の進歩を望むことが難しい状況があるからです。

もともと西洋医学は戦争によって発達が強く促されてきました。傷ついた兵隊を一刻でも早く戦場へ戻すために医学が発達した、といっても過言ではありません。現代の栄養学、ワクチン、薬、手術など、多くが戦争とともに発達・進化してきました。

ところで世界で一番政府に影響力がある企業団体は何だと思いますか？　それは軍需産業です。この産業のすそ野は広く、六千社以上になると言われています。しかしこの産業、戦争で武器が売れなければ、利益につながりません。

それ故にアメリカが第二次大戦後も一年たりとも戦争をしない年はない、という穿った見方もできます。アメリカに従わない国があれば、その国の反政府組織を支援する。アメリカに都合の悪い組織があれば、その国の政府を支援する。「武器が必要な状況がなければつくる」「不安をあおり、武器を売る」のです。

現在、アメリカではテロ対策を理由に、軍隊が使用する武器を警察が購入し始めているようです。武器商人にとっては、願ったり叶ったりです。

医療と戦争。まったく違うように見えても、実はそれを支えている産業構造はとても似ています。病気がなければ、薬は売れない。なければつくればいい。血圧や体型などに「標準」をつくり、それ以外は「異常」であるとして薬を処方するのです。予防という名目でも薬を売ることができます。

製薬会社は軍需産業に次ぐ政府への圧力団体であると言われており、ロビイストの数は業界一位をゆずらず、７年間のロビー活動で約９００億円も使われています。昔から「薬九層倍、百姓百層倍、呉服五層倍」とゴロ合わせで言われるほど儲かるのですから、無理もありません。

ちなみに、「需要がなければつくる」という経済第一主義の傾向は、私たちの生活に深く根付いています。例えば、１日３食という習慣は歴史的に見てもさほど古くはありません。アメリカではエジソンがパンを焼くトースターを発明し、それを売るための販促として「１日３食」を広めたのだそうです。

日本では、元禄時代に行燈《あんどん》が普及したことで、夜遅くまで起きていられるようになったことが1日3食の習慣につながったと言われています。「土用の丑の日」にウナギを食べるという習慣も、鰻屋のために平賀源内が考えた宣伝文句だったという通説は有名です。物を売るために色々な情報を操作することは現代では当たり前。それに乗っかるか、乗らずにお金と時間を無駄にせずにいられるかは、あなた次第なのです。

誰があなたの健康を護るのか？

日本の医療は、厚生労働省と製薬会社と医療機関の三者で行われています。厚生労働省にはドクターの資格を持つ技官がおり、製薬会社からの申し入れに対して判断を下します。薬を処方する医師と、薬の認可をする技官に対しては、製薬会社は機嫌を損ねないように色々なものをチラつかせているようです。日本での製薬会社から医療機関への資金提供は、臨床試験費用・医師への謝礼・講演会・接待費などを含め4827億円。この数字は2012年のものですが、表面にあらわれているものでこの数字ですから、実態はどれほどのものかは推して知るべしです。

日本では医薬分業といって、薬の処方は医師、薬の調剤は薬剤師が独立して行うシステムを採用して、医師の権限を制限しようという試みがなされています。アメリカでは、医師は製薬会社からボールペン一本たりとも受け取ることができない法律があります。それほど医師と製薬会社の癒着は問題なのです。

とはいえ現実的には、製薬会社が医療や政治に影響を及ぼすことができる構図が見え隠れしています。

こうした状況が生み出すのは、純粋な医療の発展ではありません。たとえ安価で画期的な治療法があったとしても、既存の治療法が莫大な利益を生み出すものであればどうでしょう。業界にとって都合の悪いことは抹消する。これはどの業界でも同じことが言えます。

すべての行動は、「金のなる木を失いたくない」という一心からです。本来、医療が担うべき「人々を病気から救う」という役割から、いつの間にか「いかに稼ぐか」に知らず知らずにシフトしてしまう。いつの間にか、医は仁術から算術に変わってしまうのです。

私は西洋医学全般にわたり非難をしているわけではありません。確かに人々を救う医療もあり、薬もあります。ドクターも決して悪意をもっているわけではありませんし、本気で患者さんに取り組んでいる方も多くいらっしゃいます。

しかし、一生懸命になればなるほど壁にぶち当たるようです。私も20年以上、医療業界に携わり、幾人ものドクターと酒を飲み、彼らの生の声を聞いてきました。

こうした医療業界の現実は、私たちの健康を守るために果たして頼りになるでしょうか。また、今後来る「超高齢社会」によって日本の医療システムが崩壊してしまうことは、杞憂ではないでしょう。

正直、私は運命論者です。生まれた環境も、生まれながらにして持っている才能は違い、寿命も決まっていると考えています。ですが、その寿命を悔いなく使い尽くすことができるかどうかは、健康を人任せにせず、いかに自分で護るかにかかっているのです。

武道は危険から身を守る術である「護身術」としても知られています。心身の健康を自ら護ることも、立派な護身術であると言えそうです。

正しい姿勢があなたの人生を切り拓く！

姿勢は運命を変える？

「姿勢」について、以前は学校でも自宅で食事をする時などに注意されたものです。現在はさほど注意されなくなったようで、健康の基礎である正しい姿勢を幼少期から学ぶ機会を失うことは、日本の将来に悪影響を与えかねないほどの問題であるように思えます。

なぜ、姿勢を注意するのでしょうか？　悪い姿勢では見た目に美しさにかけ、品性のない姿に見えるから、というのが多くの人が思う理由でしょう。悪い姿勢には「やる気のない」印象を受け、正しい姿勢からは「やる気に満ちた」印象を受けます。姿勢を正すと「やる気が出る」という方も多いかと思います。

また、落ち込んでいる時は胸や腹が凹み、意気揚々としている時には胸を張ります。この姿勢は意識することなく自然にそうなるものです。

私たちは、姿勢に人の内面が反映されるのを経験的に知っているのです。

それを逆手にとって考えると、気分が落ち込んでいる時でも、胸を張ることで気持ちを上向きにすることができます。

正しい姿勢をすることで、支配欲を司るテストステロンの数値があがり、ストレス反応として分泌されるホルモン（コルチゾルの数値）をさげることが実験で証明されています。考え方も積極的になり、思い出す記憶までもが、積極的なものになるという実験データすらあります。


逆に猫背の姿勢は呼吸を浅くするだけでなく、胃酸を逆流させやすくし、便秘やヘルニアなどのトラブルの他、肩こりや首こり、頭痛などを招きます。さらには肺や肝臓など内臓の働きも抑制されるので、疲れやすくもなります。これでは積極的な気持ちを維持することなど、困難になるのは当然だと思います。

この状態で、仕事で働こうとしても効率が悪く、気分の悪い状態で働かなければならないのですから、ストレスも大きくなるはずです。すると、交感神経が優位になり、内臓も脳もリラックスできない状態ができてしまいます。悪い姿勢は、仕事も勉強もできない状態なのです。

このように、姿勢次第で自分に対する自信も変わるし、相手に与える印象も違ってくるのは間違いのないことです。

稀代の雄弁家で知られるデモステネスは、弟子に「雄弁のコツは何か」と聞かれ、「一にも二にも姿勢だ」と答えています。弁舌をふるう際の自分の姿勢が、聴衆に与える影響だけでなく、自分の心に与える影響を知っていたのでしょう。

名演説と言えば、ヒトラー、チャーチル、孫文を思い出す方もいるでしょう。日本では満州の二キ三スケ（※）の一人、松岡洋右も名演説で有名で、その力で日露戦争に必要な資金を借りることができたと言われています。

このように間接的ではあっても、姿勢は社会に影響を及ぼし得るものです。正しい姿勢をすることにより、各個人が運命を変えることもできるというのは、あながち間違いとは言えません。

※二キ三スケ……関東軍参謀長の東条英機、満州国総務長官の星野直樹、満鉄総裁の松岡洋右、満州国産業部次長の岸信介、日産財閥総帥の鮎川義介

姿勢は「構え」

武道でいう姿勢とは、すなわち「構え」と言い換えられます。空手には空手の構えがあり、茶道には茶道の構えがあります。

日常生活でも、パソコンで仕事をする時、料理をつくる時など、それぞれに正しい姿勢があるはずです。武道ではそれを「構え」と呼びます。

また、構えには「心構え」という素晴らしい言葉が付随してきます。何かをする時、「さあ、やるぞ」という気持ちが心構えです。心構えとは「何かに向かい合う時に必要な心の準備」です。

つまり、構えとは見た目の姿形だけでなく、心の働きすらも含めたものであるとも言えます。身体と心、この両面ができてこそはじめて、これから取り組もうとする事に心身が一致して臨めるのです。

姿勢とは構えであると考えれば、それまでとは違った感覚で普段の生活や仕事に取り組めるのではないでしょうか。

さて、武道の構えを見て、人はどのような印象を受けるでしょうか？「荒々しそうだ」と思うよりも、「礼儀正しそう」「真面目そう」とか、静かな印象を受ける人も多いのでは

様々な武道の構え

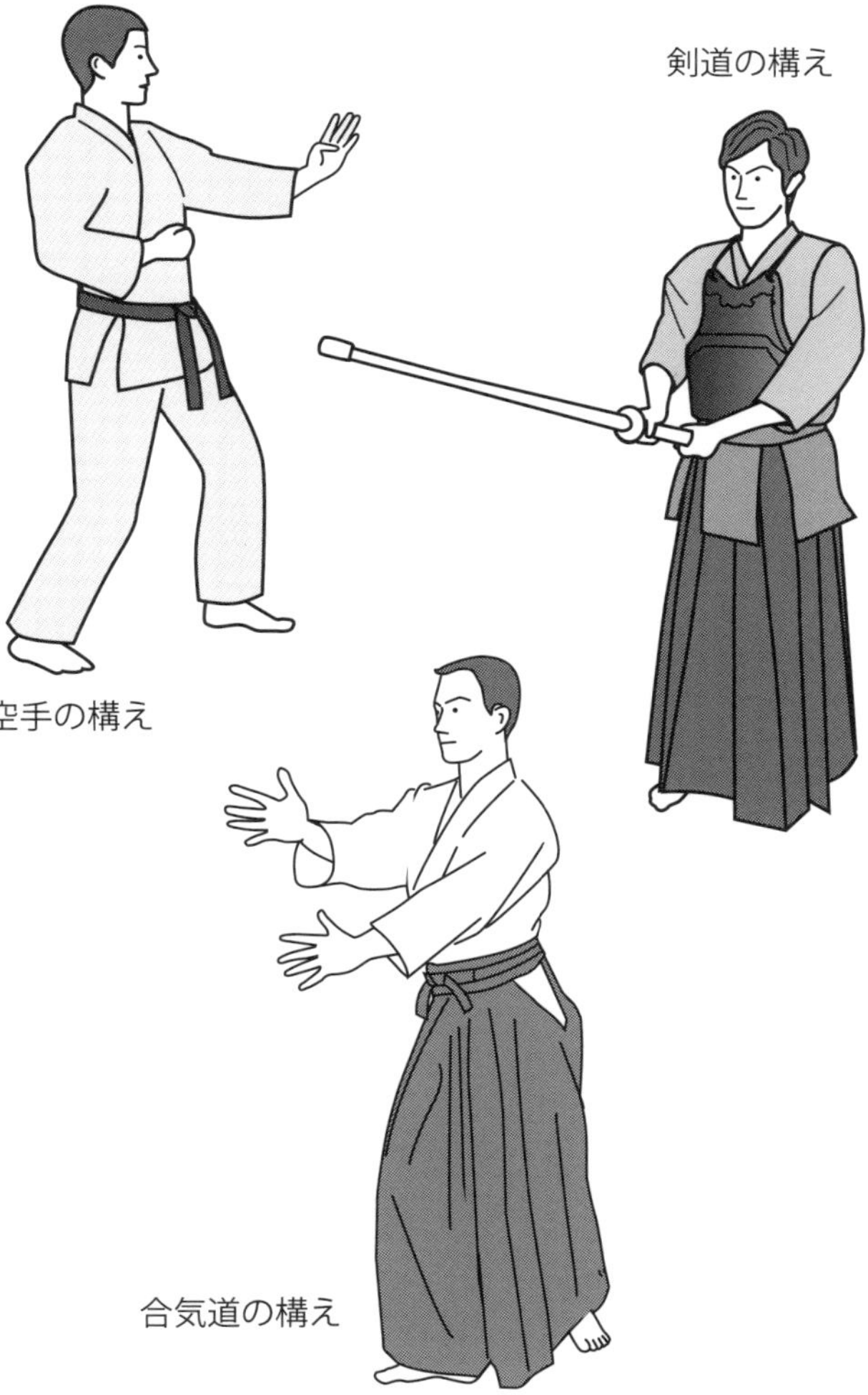

ないでしょうか？　戦うための姿勢なのに不思議なことですが、正しい構えは相手に威圧感を与えません。ですが、敵にとっては「どう攻めたらよいのか分からない」つまり隙のない姿です。立ち会えば、まさに「タダモノではない」印象を相手に与えます。

これは普段の生活でも同じで、ただ立っている、歩いている、座っているだけでも、また歳をとっても、見る人に「タダモノではない」という印象を与えます。これが「一目置く」という言葉の根底にあるのではないかと思います。

ですから、次に述べるように、正しい姿勢は、人の承認欲求《しょうにんよっきゅう》を満たすことに、大いにつながるのです。

正しい姿勢は承認欲求を満たす

承認欲求とは、周囲に認められたいという欲求です。「人の行動の80％は承認欲求からくる」と言われるほど、人は誰かに認められたい生き物です。

人は他者や社会に認められることによってのみ、自らの存在価値を認めることができます。上の立場の人から認められるように努力する、仲間として認められるように努力する、自分が特別の存在になれるように努力するなど、全て承認欲求からくるものです。

「社会的平等」とは、自分に不利益がこないための平等であり、自分に対する特別は誰もが歓迎します。それほど人は我儘に自分を認めてもらいたいのです。

承認欲求を満たすための手段の1つとして、見た目を良くするために、化粧をしたり、着飾ったりするという行為があります。周囲の人に好印象を与え、存在価値を認めてもらうために、外見を気にするのです。

ただ、悪い肌を隠すために化粧を塗り、さらに肌を悪化させ、それを隠すために化粧を塗るという堂々巡りをしているようでは、どうかと思います。重要なのは、荒れた肌を隠すことではなくて、肌の調子が悪い理由を取り除くことです。

例えば、悪いものを食べれば、その毒物が体内に蓄積され、その毒物が皮膚に出てきている可能性があります。あるいは、姿勢が悪いために、血流が滞っているとか、自律神経が乱れているという可能性もあります。

また、いくら着飾っても、内股や蟹股、猫背では格好がつかず、周囲に好感度を与える効果を発揮できないでしょう。

服や美容にお金と時間を掛ける前に、ぜひ自分の姿勢を見直してください。姿勢が変わると、見た目は大きく変わるはずです。姿勢の良い人は、気品や美しさ、明るさをといったポジティブな印象を見る人に与えます。姿勢の悪い人は、品の無さや自信のなさ、暗さといったネガティブな印象を見る人に与えます。こうした受け取り方は、人によって多少の違いはあるでしょうが、概ね大きな差はないでしょう。こうした、相手に与える印象という面を考えただけでも、悪い姿勢は直したくなりますね。

承認欲求を満たすためには、生活習慣を改め、正しい姿勢をつくり、内面から良くすることが一番の早道であり、お金がかからない方法なのです。

正しい姿勢は集中力を高める

正しい姿勢をすると、集中力が高まるという研究もあります。

単純な比較では、横になった時、座った時、立った時、それぞれの姿勢で脳波を測定した結果、寝ている時よりは座っている時、座っている時よりは立っている時の方が、脳は活性化することがわかっています。そして、正しい姿勢の方が集中力を高めることも証明されています。

また、座って仕事をする際の机との距離についても研究されています。それによると、近いほうが集中力は増し、持続もするという実験結果が出ています。

この結果を姿勢の観点から考えてみましょう。

机と身体との距離が遠くなると、猫背になりやすく、首も前に倒れます。すると、首の筋肉や血管が伸ばされ、この状態が続くと筋肉が硬直していきます。その結果、血管が細くなり、血流量も減るため、酸素やブドウ糖の絶対量が減り、脳の活動が低下してしまいます。脳の酸素消費量は全体の20％であることを考えると当然のことと言えます。

また、姿勢と脳波の関係も報告されています。

脳波は、周波数で表され、大きく４種類に分けられます。

δ（デルタ）波……4Hz（ヘルツ）未満

深く眠っている時に出る脳波で、起きている時もこの脳波が出ている人は超能力的な要素を持ち合わせている人が多いようです。

θ（シーター）波……4～8Hz

浅い眠りの時の脳波で、イメージトレーニングには最適な脳波です。

α（アルファー）波……8～13Hz

リラックスした状態や集中した時に見られる脳波。スポーツや学習などでこの脳波がよく見られます。

β（ベータ）波……13～30Hz

左脳中心の一般社会人のほとんどはこの状態です。考え事をしたり、頭を使ったりすることによってベータ波がよく出ますが、これは、脳のニューロンがたくさんバラバラに活動している状態をあらわしています。

一般的に脳波は周波数が低い方が良いとされています。脳波が10Hz以下で人体の修復、再生が始まり、11Hz以上で破壊が始まると言われています。

眠くなると脳の周波数はさがり、怒りなどの強い情動で脳の周波数は高くなります。

姿勢による脳波の変化を調べた実験で出た結果は、正しい姿勢では脳波はさがり、悪い姿勢では脳波があがるというものでした。

正しい姿勢をしていると気持ちが落ち着き、やる気がある状態。逆に悪い姿勢だと脳波の数値が高くなり、興奮状態で精神的な安定が得られていない状態を示しています。

私たちが実生活の中で体感していることが、脳波という観点からも実証されたわけです。たかだか姿勢ですが、脳波にも影響を及ぼすほどの影響力があるのですから侮れません。

「便利」が正しい姿勢を崩す

パソコン、ゲーム、携帯電話、スマートフォンが普及し、手放せなくなってしまった人もたくさんいることでしょう。今、その影響によって生活習慣は大きく変わりました。それらは非常に便利で、手に余るほど多くの情報を得ることができるようになりましたが、それと引き換えに様々なものを失っているように思えます。その1つに姿勢があります。

手に持ったスマホを見下ろす姿勢が首に負担を掛け、首が強く凝ったり、ストレートネックになったりすることを「スマホ首」と言い、最近ではマスコミで話題になっています。しかし、スマートフォンの登場以前、パソコンが普及した頃にはすでに姿勢の崩れは問題になっていたのではないでしょうか。

パソコンのディスプレイを覗き込みながらキーボードを打つ姿勢は、猫背になりやすい姿勢です。首が前に垂れて、両肩があがったまま前に出て、骨盤が大きく仰向いて、背中が大きく丸くなります。特に屈筋民族である日本人は、手作業をするとそうなりやすい傾向にあります。

すでに述べたように、姿勢は人に対する印象をはじめ、自分自身の気持ちをもコントロールすることができますし、健康への影響は計り知れないものがあります。世の中が便利になるにつれ自分の身体に無頓着な人が増えてきたように思えますが、スマートフォンの登場でついに身体は悲鳴をあげ始め、やっと姿勢の重要性が多くの人の意識に上るようになったと言えるのかもしれません。

我々は誰しも赤ん坊の頃は良い姿勢でした。脚を前に投げ出していても背筋はピンと伸び、背骨の真上に頭が載っていました。

それなのに、生活習慣で姿勢が悪くなってしまうのです。座ったまま過ごす時間が長いライフスタイルに、携帯やスマートフォン、パソコン、ゲームなどが悪化に拍車をかけ、悪い姿勢の低年齢化を招いています。我々が幼少の頃、野山を駆け回り、全身を使って遊んでいた時代は遠い昔となってしまいました。

筋力の低下はもちろん、血流やリンパの滞り、筋肉の一部に異状緊張があることは、もはや当たり前になっています。その影響は小学生低学年にまで及び、今や社会問題にまで発展しておりますが、商業ベースで進んでいる社会では、この現状を変えることはできないでしょう。

一昔前は農家のお年寄りは農作業から腰が曲がっている人が大勢おりました。農業の機械化は、畑仕事で一日の大半を前屈みで作業をする農家の人々の日常を楽にしたはずです。ですが、今やそれにとって代わるもの、いや全国民に前屈みの姿勢を強いる「便利な道具」が現れたことは、とても皮肉なことです。

姿勢の崩れが健康寿命に影響する

私が運営するデイサービスを利用する高齢者の皆さんにも、猫背の方が多くいます。猫背の方の胸はコンクリートのように硬くなって、まったく弾力がありません。胸は呼吸に合わせて膨らんだり、縮んだりしなければいけないのに、肋骨が動かなければ呼吸が極めて浅くなり、深呼吸ができません。これは常に息苦しい状態です。

猫背の方は、首も前に出た状態で固定されてしまっています。これが長く続くと、後縦靱帯骨化症という、靱帯が通常の何倍もの厚さになり、骨のように硬くなるため、これが徐々に脊髄を圧迫してしまいます。

首が前に固定された状態は、嚥下困難を伴い、肉などの筋張っていて喉に引っかかりやすいものは食べるのが難しくなります。

猫背で首が前に出ているとなると背筋力はありませんから、立った時に股関節から前方に折れ曲がった姿勢になります。そうなると、重心が前に偏って、バランスをとるために腰を後ろにさげることになり、膝を曲げておかなくてはならなくなります。すると、膝もつま先もあげにくくなり、少しの段差でひっかかって転倒しやすくなります。悪い姿勢は重要な筋肉を弱らせ、他の筋肉を緊張させてしまうのです。

ですから、高齢者は転倒しやすく、さらに骨が弱くなっている方が多いので、大腿骨や股関節を骨折しやすいのです。そして、入院すると数十%の人は、そのまま病院から出られなくなるか、自宅で寝たきりになるのです。

猫背は、体内にも悪影響を及ぼします。血液の流れや内臓の圧迫などへの影響は計り知れないものがあるのです。

私たちの胴体の中には、肺、心臓、肝臓、すい臓、腎臓、胃、腸、膀胱など、様々な内臓が入っています。ところが、猫背になると、胸がさがり、横隔膜に吊りさげられている肝臓などの臓器は重力でさがります。血流が悪くなりますし、腸は潰されて動きが悪くな

姿勢が悪いことに由来する不調

猫背や前かがみなどの悪い姿勢が起因となると、私が考える不調を挙げてみます。

・自律神経失調症
・腰痛
・頭痛
・肩こり
・内臓下垂
・内臓の不調
・肺活量の減少
・逆流性食道炎
・脳梗塞
・うつ病などメンタル面への影響

ります。その結果、消化吸収も悪くなり、便秘にもなります。

加えて、猫背の人は運動が得意ではないはずなので、内臓脂肪が多いでしょう。内臓脂肪が多ければ、内臓は狭い空間に押し込められ、ますます内臓の働きを弱らせることになります。

一見、病気とは関係なさそうですが、姿勢の悪さが全身に及ぼす影響も計り知れないものなのです。

転倒して骨折するような年齢になるまで関係ないと思われがちですが、悪い姿勢による目に見えない影響は、年が若くても受けています。ひどくなると小学生であっても、姿勢の悪さによる悪影響が見られるのが現状なのです。

古来より伝承される正しい姿勢

日本では古来より今日に伝えられている伝統的な文化――歌舞伎や華道、武道、茶道、禅などでは、姿勢が非常に大切にされます。共通して基本とされるのは、腰を反らせてはいけない、顎を出してはいけないということです。

道元禅師は座禅の姿勢を「耳は肩に、鼻はへそに」と説明しました。禅では、この姿勢を正しいものとして、代々受け継ぎ、稽古をしています。そもそも「稽古」という言葉は「古きを考える」という意味で、「温故知新」と同じような意味です。

道元禅師の言葉は座った状態を説明していますが、立った時も基本は同じです。立った状態では、正しい姿勢であれば壁を背に立った時に、踵、臀部、背中、後頭部の4点が壁に付きます。注意点としては、後頭部を壁に付けるために上を向いてはダメで、顎を引くことです。

壁にこの4点が付いた時、道元禅師の言う「耳は肩に、鼻はへそに」の状態になります。現代の日本人には、壁に踵を付けて自然に立つと、臀部と背中が自然に付いても、後頭部が付かない人も珍しくありません。意識してさえ、後頭部が壁に付かない人もいます。背中すら付けられないという人もいるでしょう。悪い姿勢が続くと、小学生でも後頭部が

座禅

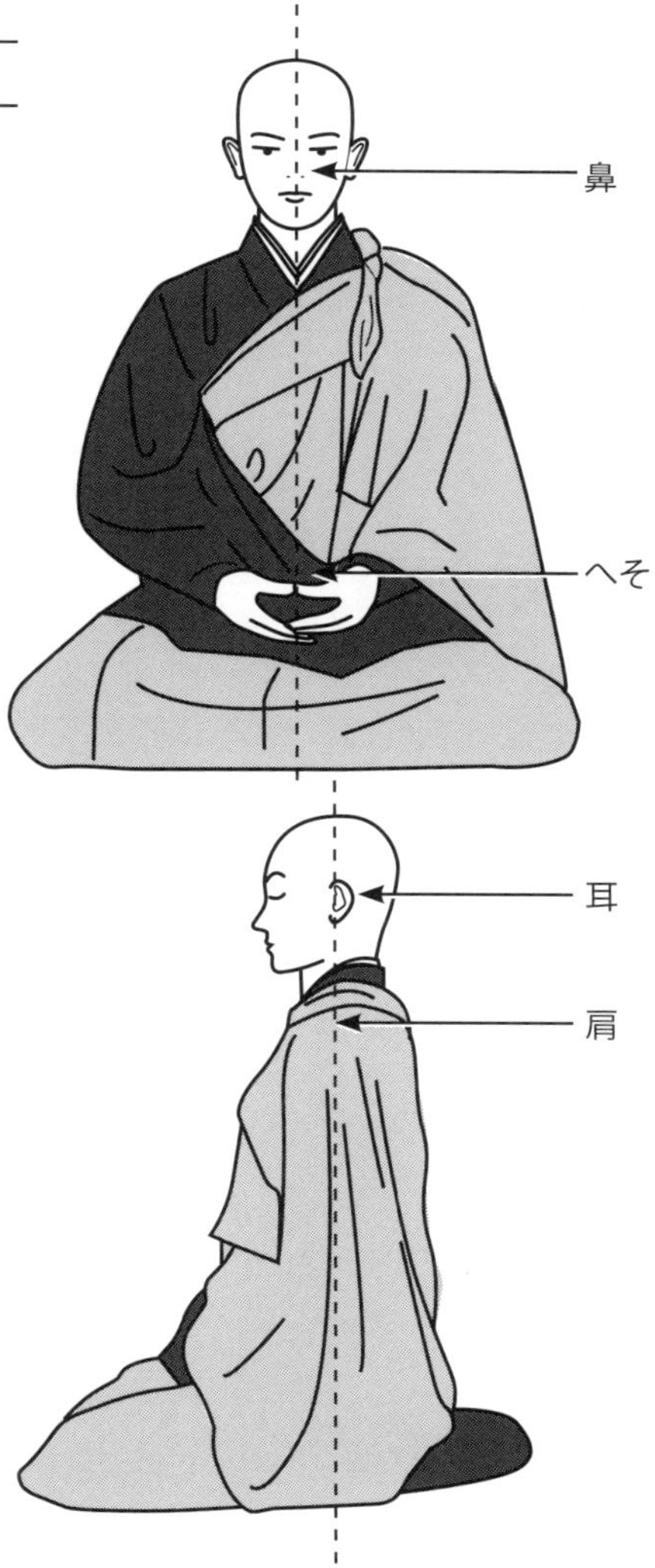

壁に付かないなんてこともあります。これが高齢者になると、踵と臀部は壁に付けられても、背中と後頭部がどうしても付かない人が何と多いことか。

なぜ、高齢になると背中も後頭部も壁に付けられなくなってしまうのでしょう。それは股関節の部分から身体が前傾になっているからです。これだけ前傾していると、前に支えが必要になるのは当たり前で、安定して立ち、歩くためには杖が必要になります。前に倒れそうになる上半身を杖で支えながら歩いているのです。

悪い姿勢が身に付いてしまう理由

なぜ、姿勢は悪くなるのでしょうか？ 実は、そこには人間の構造的な問題があります。まず、背骨が真ん中にないこと。背骨という名前からも分かるように背中側にあります。串団子のように、真ん中に柱があれば、前後左右のバランスを取るのは簡単ですが、人間の身体を支える柱は背骨側にあるので、身体の前面は背中の筋肉で支えなければなりません。ですから、背筋を伸ばす筋肉が弱ると、前傾になってしまうのです。

背骨が真ん中にあれば随分と楽だったかもしれませんが、私たち人間も進化を遡れば四つ足動物であるわけなので、仕方がありません。

良い姿勢の確認

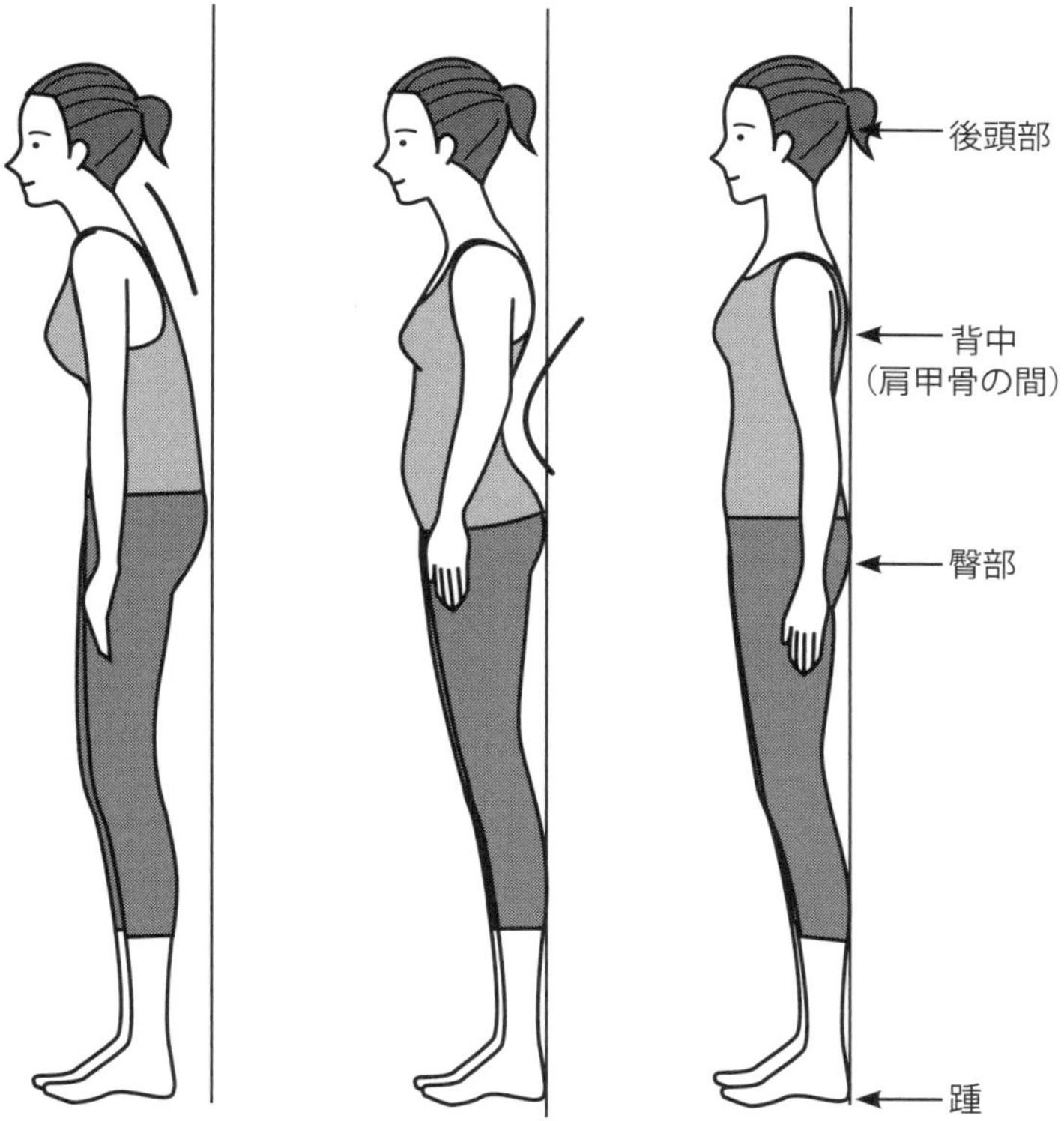

さらに、日本人が屈筋民族であるということが、人間の前傾になりやすい性質を助長します。「のこぎりを引いて切る」日本人は、屈筋の意識が強い屈筋民族で、「のこぎりを押して切る」欧米人は伸筋民族です。

残念ながら、日本人には姿勢を崩しやすい要素がそろっているのです。

日頃を振り返っても、「身体の前面が凝る」という人はほとんどいないでしょう。皆さん「首が痛い」「肩が凝る」「背中が痛い」「腰が痛い」と感じます。マッサージなどで揉んでもらうのも背中です。

前に倒れようとする姿勢を、常に背中の筋肉が緊張して引き起こしているのですから、疲労が溜まるのも当たり前です。この状態が継続するとこりや痛みとなって現れます。

本来は、その問題に対して、文化や伝統によって解決してきました。日本のどの伝統芸能でも、姿勢を正しくすることを伝えていることは、すでに述べた通りです。しかし、そうした日本の伝統文化の多くは人々の生活の中から失われて、わずかな人たちだけがそれを伝えている状況です。

姿勢を正しくするという習慣があると、自分では意識せずとも、自然に正しい姿勢を維持する力が身に付きます。反対に、姿勢を崩す生活が習慣化されると、その習慣通りの姿勢に固まっていきます。生活習慣には、そういう力があるのです。

屈筋民族と伸筋民族

日本人は屈筋民族であり、欧米人は伸筋民族であると書きました。これは手を優先する民族と足を優先する民族の違いのようです。農耕民族と遊牧民族の違いとも言えます。

伸筋が弱いということは色々な習いごとには致命的です。書道・華道・武道など「道」という言葉が付くものだけでなく、あらゆるスポーツでも伸筋を優位にしなければなりません。ピアノでも伸筋を優位であることが求められます。

そう考えると屈筋民族である日本人は不利であると言わざるを得ません。しかし色々な分野で大いに活躍している日本人は数多くおります。つまり、屈筋民族の不利を克服できるのです。

どちらの筋肉を優位に働かせるかということは、もしかすれば、生き方にも通じるのではないかと思います。「伸筋」は押す（圧す）力と解釈できますし、「屈筋」とは相手を招き入れる力であるというわけです。人に意見を言う力が弱く、相手に強く出られると直ぐにさがってしまう気持ちの弱さも、屈筋優位のせいかもしれません。

本来であれば両方バランス良く持ち合わせるのが良いのでしょう。是非バランスよく保ちたいものですね。

ハイヒールが招く暗い未来

ハイヒールの起源は、紀元前４００年ほど前のアテネにあるといいますから、いかに美しく見せたいという本能が太古の昔からあったのかを窺い知る一つの例です（ただ、アテネのハイヒールは、今で言う厚底靴のようなものだったとも言われます）。

その後、16世紀に王妃であるカトリーヌ・ド・メディシスは背が低かったため、アンリ2世に嫁ぐ際にハイヒールを持参したとされています。これがきっかけとなり、ハイヒールは貴族社会のステイタスシンボルとなりました。ただ、当時のパリは下水が発達しておらず、路上に糞尿を捨てるということが当たり前だったので、これを避けるためという使い方もされていたようです。

現代ではハイヒールは、スタイルをよく見せるために使われます。ハイヒールを履くと、胸が張った状態になり、お尻も突き出した姿勢ができあがります。ようするにセックスアピールのためのスタイルができあがるのです。あの歩きにくさを我慢してまでもスタイルに拘る探究心には頭がさがります。

ハイヒールは歩きにくいだけでなく、姿勢と健康を危うくするものなので、女性にとってドレスコードとして社会から強いられているという点では同情的でもあります。

ハイヒールの弊害

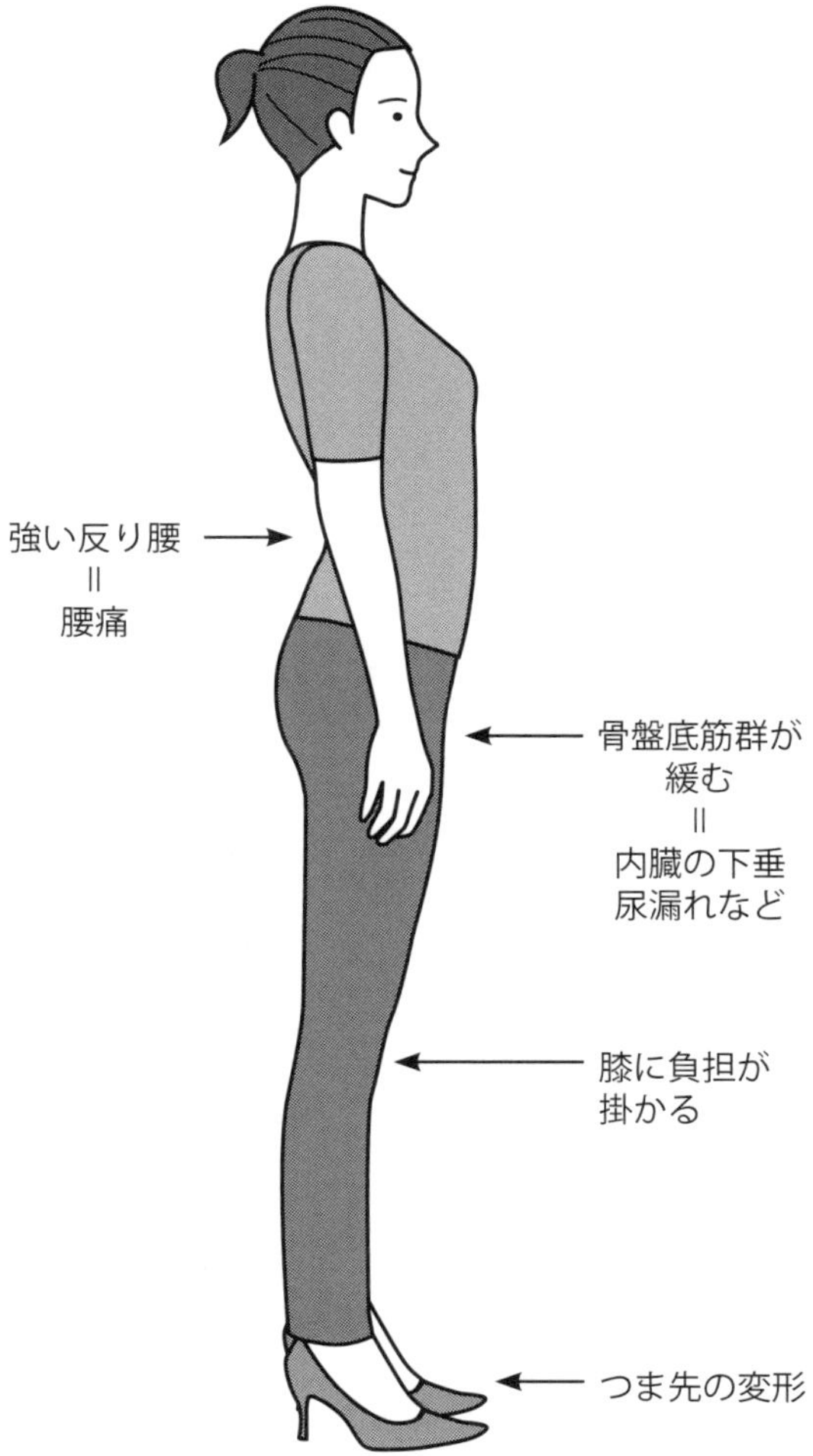

ハイヒールの先は足のつま先を変形させ、高い踵は腰を強く反らせます。強く腰を反れば、そのバランスをとるために胸を張ることになります。本来、胸を張ることは良いことなのですが、腰に負担をかけることで胸を張るというのでは、とても勧められるものではありません。加えて、腰を反らした状態は骨盤底筋群を弱め、内臓の下垂を招きます。特に女性は尿漏れになる可能性も高くなります。

ハイヒールを履くと一見格好良く見えても、つま先の変形や腰痛、膝痛など色々な問題を招き、悪くすれば人生の半ばから辛い時間を送ることになりかねません。身体のどこかに痛みがあれば気持ちは暗くなり、表情も暗くなります。暗い表情を好む人がいるでしょうか。誰もが明るい健康美を好むはずです。つまり、美しさを装うためのハイヒールが、回り回って美しさを損なうことになってしまうのです。

同じことが顔の表情でもいえます。スマートフォンなどにしがみつき、猫背姿勢の時間が長いと、必然的に顔も下を向いている時間が長くなります。そうなると顔の筋肉が重力に引かれるため、たるみやしわの原因となります。さらに首が前に突き出された格好になるので顔に歪みができ、ひどくなると顎関節症になる人もいます。

顔もスタイルも筋肉でできています。その筋肉にアンバランスが生じると本来の機能を

悪い姿勢を招く生活習慣一例

ハイヒール以外に、姿勢を崩す原因となる習慣にはこのようなものがあります。

・前屈み動作

頭が本来あるべき位置よりも前に飛び出た形となる。そのため首にかかる負担も３倍以上になり、それを支える肩や肩甲骨に緊張が伝達される。パソコンやゲームをする時になりやすい。

・一方使い

横向き動作（長時間横を向いてテレビをみるなど）、脚を組む、荷物を持つ、片噛みなど、片側一方を使うこと。

・反り腰

反り腰になると首が前に出やすくなる。背骨全体が本来のＳ字よりも潰れた状態になる。反り腰は可動域が広くなる分、安定感に欠ける。

・うつ伏せ

うつ伏せは腰を強く反らせる。本などを読む時に頭を上げると、首に大きな負担が掛かる。

失います。本来の機能を失った身体に明るい明日はあるのでしょうか。表面を飾るよりも根底から改善したいものです。

一部の歪みが全体に影響を与える

人間は二本の足で重力に逆らい立っています。この小さな足で我々は立つ、歩く、走るなど、様々な動きをしています。

ほんの小さなことですが、足のつま先の向きや、体重を載せる位置によって、姿勢にも運動にも影響します。

身体のすべての部位は、それぞれ影響しあっていて、独立している部位はどこにもありません。一部分が全体に影響を与え、全体が一部分に影響を与える。これは内臓の働きや身体の動きにも共通して言えることです。これは東洋医学的にも、また武道の経験から言っても、重要な観点です。

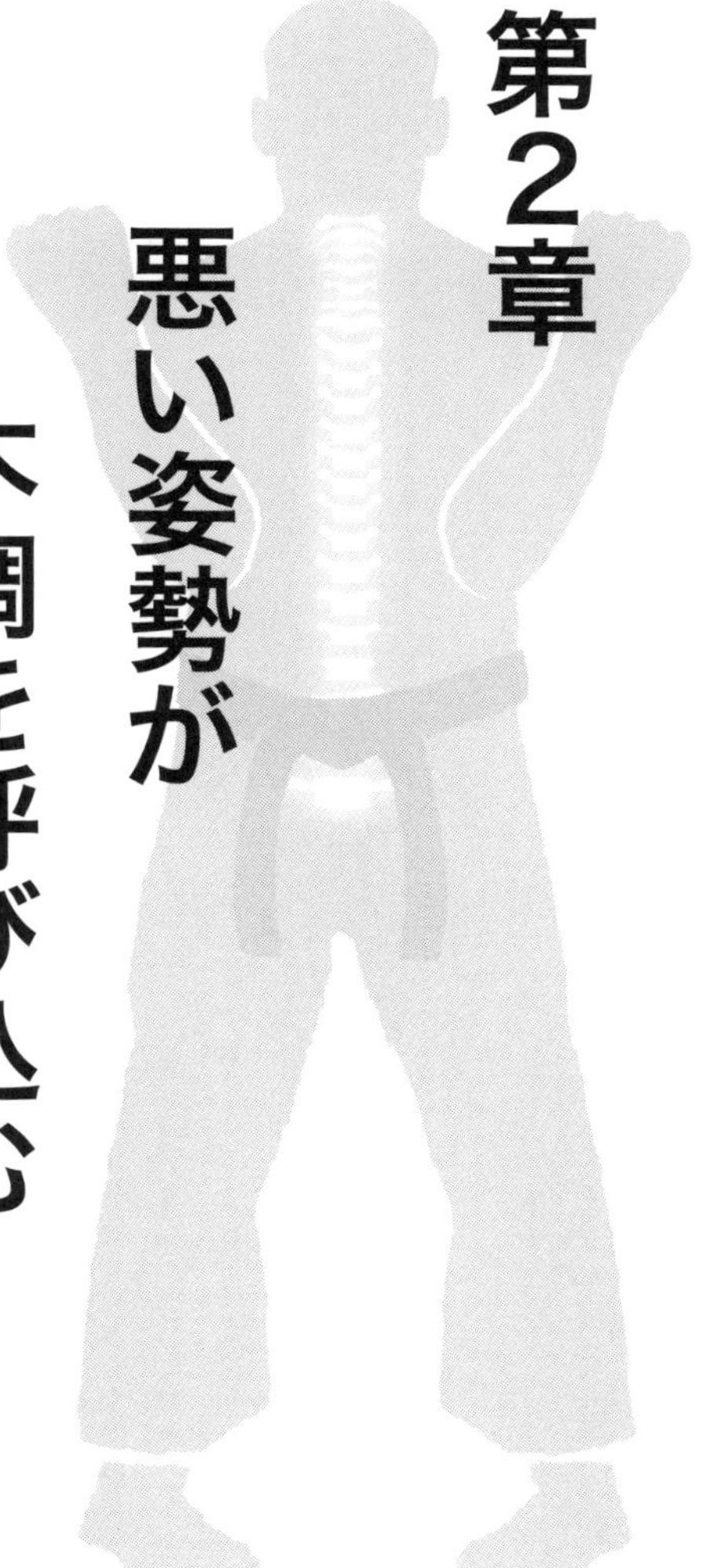

第2章 悪い姿勢が不調を呼び込む

——悪い姿勢が招く体内の悪循環

健康を保つために必要な筋肉を護れ！

筋肉を衰えさせる時代

力仕事、手間のかかること、時間のかかることは、すべて文明の利器の力を借りて、私たちは生活をしています。

井戸や川まで汲みに行かずとも、水は水道から出るし、お湯まで出てくる。もう薪に火をつけることなど、ほとんどの日本人の日常生活にはありません。生活が便利になったおかげで、それまで掛かっていた手間や時間を省け、その時間を他に使うことができるようになりました。

しかし、水汲みに使っていた筋肉は働かず、薪に火をつけるために立ったりしゃがんだりという動作も必要がなくなりました。生活の中で歩く時間も少なくなり、近くに買い物に行くのも自動車に乗り、自転車に乗っても電動モーターでアシストしてもらう始末。

あらゆる作業を簡略化、省力化した生活環境が当たり前になり、我々は知らず知らずのうちに、筋肉を使わない日常生活を送っているのです。

筋肉の種類と比率

・筋肉は約 200 種類、650 個。

・重量は男性 40 ～ 50%、女性 30 ～ 40%で、鍛えている人ほど割合は高くなる。

・全身の筋肉の 65%以上が腰より下の下半身にある。

・筋肉には、大きく分けて横紋筋と平滑筋の２種類。
　→横紋筋：骨格に付く骨格筋と心臓を作る心筋がある。
　→平滑筋：胃腸や血管、膀胱、子宮といった内臓を作っている筋肉で、内臓筋とも呼ばれる。

筋肉は働かなければ、衰えていきます。現在の生活の中で健康を維持するためには、常に筋肉を働かせ、筋肉を付けることを意識していなければ、衰えていく一方です。

「筋肉を付ける」というと、力こぶや大きな肩の盛りあがりのあるムキムキの身体がイメージされ、「筋肉なんて鍛えなくても生きていける」「脚が太くなる」と敬遠される方もいるかもしれませんが、私が言っているのは健康を保つために必要な筋肉です。

筋肉は、骨格を動かすためだけではなく、骨格を支えるためにも必要です。歩いている時はもちろん、立っているだけ、座っているだけでも、筋肉は全身の骨格を支えるべく働いています。そして、正しい姿勢である時、全身の骨格が積み木のように重なり、それを支える筋肉は最も効率の良い働き方ができるようにできています。

1つの例としては、膝下の2本の骨の使い方があります。膝下には太く真っ直ぐに伸びた脛骨と、細く外側に撓んだ形の腓骨があります。本来は、太い脛骨に体重が掛かるように立ち、歩くべきなので、脚の筋肉はそのようにつくられています。ところが、姿勢が崩れて足の外側に重心が偏っている人は、細い腓骨にもたれかかるようになり、余計な筋肉を使うことになります。それは、疲れやすくなると同時に、全身に歪みを生じさせる原因にもなります。

背中の筋肉も同じで、本来は上体を支えるために働くはずの背中の筋肉が、猫背では伸びたままで固まって働かなくなり、その代わりに別の筋肉が必死にそれをフォローしようと働くことになります。

本来働くべき骨格や筋肉を働かせないと、別の仕事のための筋肉までも動員して補わないと身体を支えられなくなってしまうのです。

フォローに働く筋肉にとっては、それが本来の仕事ではないので、強い緊張を強いられますし、関節にも負担が掛かるものです。そのような身体の使い方をしていると、連鎖的に身体全体を歪ませ、「達磨落とし」のように悪影響が他へ波及するのです。

つまり、「悪い姿勢は必要な筋肉を弱らせ、他の筋肉を緊張させる」といえるのです。この状態が継続することで骨格の歪みが定着してしまうのです。それが原因不明の不調を温床となっていくのです。

脚の筋肉の衰えは、不調の悪循環をつくる

筋肉は、筋繊維が束になったものです。筋繊維はエネルギーを使って収縮し、熱を発します。エネルギーのもとは糖や脂肪です。つまり、筋肉を付けることで自然に代謝が高まり、体温も高まります。

一般的に筋肉は20代をピークに自然と衰えていきます。筋繊維の本数が減り、一本一本の繊維も細くなっていきます。それは髪の毛と同じです。

筋肉の減り方は全身がむらなく減るのではなく、加齢によって減りやすい部位が決まっています。減りやすいのは、太ももの前面（大腿四頭筋）、お尻の筋肉（殿筋、特に中殿筋）、首の筋肉、背骨を支える筋肉（脊柱起立筋）です。これらの筋肉は、姿勢を維持するため

の筋肉で、伸筋（背中や脚を伸ばす筋肉）です。これらが衰えてくると、立ち居振舞いや健康に大きな影響が出てきます。

これは断食などをしても顕著に分かるのですが、階段を上ろうとすると明らかに脚があがりにくくなります。下半身に力がなくなっているのです。

私も60歳にもう一息ですが、運動を継続していても下半身の衰えは上半身よりも早いことを実感しています。若い頃と比べて、脚は高くあがらなくなり、脚力もなくなっていいます。一方、前腕（肘から手首）は筋力が落ちにくく、上半身の充実感は下半身ほど落ちてはいません。

下半身の筋力が衰えると、血圧にも影響がでます。全身の筋肉の65％以上が腰より下の下半身にあり、下半身の筋肉量が減ることで、筋肉によって下半身の血液を心臓に戻す働きである「ミルキング・アクション」が弱くなることに加え、筋肉内だけでも全身の20％を占めている血液循環量の比率が上半身と下半身の間で崩れてしまいます。その結果、加齢とともに、上半身の血圧は高くなってしまいやすいのです。

また、加齢による筋肉の衰えは代謝を低下させ、脂肪を燃えにくくします。さらに代謝を促す筋肉が落ちることにより、免疫力を保つための体温が低下します。歳をとるにつれて脂肪を分解してくれる成長ホルモンの分泌量も減るので、脂肪が付きやすくなります。

筋力が衰え、脂肪が増えると、姿勢が崩れていきます。先に述べたように、悪い姿勢は必要な筋肉を弱らせ、他の筋肉を緊張させます。すると、血液やリンパなどの体液の循環が悪くなり、さらに身体が衰えていく。何も対策をしなければ、加齢によってこのような悪循環を生んでしまうのです。

動物としての人間は、過酷な自然界を生き抜くために、自分の身体を日常的に動かすことを前提につくられており、必要な筋肉を維持し、体液を循環させていたはずです。しかし、現代の人間は生活の中でいくらでも楽ができるようになり、年齢に関係なく筋肉の衰えが目立っています。

筋肉が衰えてくると、今まで筋肉のあった場所に隙間ができて、その場所に脂肪が集まってきます。腹部や首は、大変重要な場所にも関らず骨格で守られているわけではありませんから、内臓を守るために脂肪細胞の数も多い箇所です。筋力が減って代謝力が落ちれば、こうした場所に脂肪がどんどん蓄えられていきます。

脂肪の種類

一時期、「褐色脂肪細胞を活性化することでダイエットができる」と話題になったことがある。脂肪を減らすことに一所懸命になって、色々な宣伝に振り回されている人も多いので、脂肪についてのミニ知識を紹介したい。

人間の体内にある脂肪細胞には、白色脂肪細胞と褐色脂肪細胞がある。

この2つは見た目が似ているが、まったく異なる働きを持つ細胞である。ただ見た目が似ているから脂肪細胞と名付けられているだけである。

さらに、近年その他にベージュ脂肪細胞なるものも見つかっている。次にそれらの性質をまとめてみよう。

白色脂肪細胞

分布　下腹・お尻・太もも・内臓脂肪に多くある。

役割　体内に入った余分なカロリーを中性脂肪という形で保存する。骨格のない内臓を守るため、一番先に腹部につき、減少するのも最後。

褐色脂肪細胞

分布　首周囲、脇の下、肩甲骨周囲、心臓、腎臓の周囲で脂肪細胞の1%しかない。

役割　熱を作る。体温が下がりすぎないようにコントロールする。

性質　幼児期は１００グラム程あるが、成人になると40グラム程度に減少、男女差もあり、女性の方が減りにくい。寒冷刺激をすると活性化するという性質を持ち、冬眠する動物が多く有している。

ベージュ脂肪細胞

分布　小さな豆ほどの大きさで白色脂肪細胞組織の中に散在していて、内臓脂肪よりも皮下脂肪に多くある。

役割　褐色脂肪細胞が脂肪燃焼するのに対して、ベージュ細胞はイリシンの刺激で脂肪を燃焼させる。

性質　ベージュ細胞は運動によって、白色脂肪細胞が変化する。体温よりも低い27～33度の冷気を当てると活性化する。さらに褐色脂肪細胞は年齢とともに減少するが、ベージュ細胞は減少せず、運動によって増えると考えられている。

体内の水の流れを制す者は、病を制す！

人体は水でできている

生き物のほとんどは水でできています。植物でいうと、キュウリやトマト、レタスなどは95％前後が水です。そして、人間も水でできています。胎児は90％、新生児は75％、子供で70％、成人60％〜65％、老人50〜55％です。歳を重ねるごとに、水分の割合が減少していくことが分かります。体重60キロの成人なら、約36キロも液体なのです。

身体は、血液やリンパ液、髄液で満たされており、細胞1つ1つもその内は液体で満たされています。これらの液体が滞ることなく循環してこそ、健康体でいられます。

これらの流れを妨げるということは、酸素や栄養素が細胞に届かないだけでなく、自分の身体を治そうとする自然治癒力の働きを妨げることに他なりません。そして、流れを妨げるのが姿勢の悪さです。

例えば、筋肉が働いた時に出る老廃物である乳酸。体液の流れ滞っていると、それがヒスタミンに変化し、痛みを感じさせます。これがこりです。

また、溜まった体液は次第に澱み、血液の液体成分である血漿が血管やリンパ管からはみ出してしまいます。本来、心臓へと戻っていくはずの血液やリンパが、皮下に溜まったものがむくみの正体です。

筋肉の緊張で血液とリンパが滞る

循環器（血液やリンパの流れ）の面で、筋肉は重要な働きをしています。

循環器系の中心は、心臓です。心臓から送り出された血液が、動脈を通って身体の隅々に網のように張り巡らされた毛細血管に行き渡ります。その途中で血液成分の一部が血管外に染み出して、細胞に栄養分を補給します。そして、細胞が出した老廃物と二酸化炭素を取り込んで、また静脈に入り、心臓に戻ってきます。その間はたったの約60秒です。

血液は心臓だけの力で体中に運ばれていると思われがちですが、実はそうではありません。確かに心臓は血液を体中に押し出すポンプの役割をしていますが、立ったままの状態で脚にさがった血液を心臓に戻すのは非常に負担がかかります。

そこで心臓の負担を補うのが、筋肉の動きなのです。筋肉の伸び縮みする力がポンプの役割をし、心臓に血液を戻す手助けをしているのです。筋肉の動きで体液を流す様子が牛の乳搾りの動きに似ていることから、「ミルキング・アクション」といいます。

脚にむくみがある場合に、ふくらはぎの筋肉を鍛えることを医師やトレーナーが勧めるのは、この下半身の血液を上に戻すための機能を高めるためです。

自動車や飛行機などの狭い空間で長く動かずにいると、血液の流れが悪くなり、血管の壁に小さな血液のかたまりできることがあります。それが、いざ動き出した時に剥がれて流れ出し、脳や心臓などの細い血管につまることで脳梗塞や心筋梗塞になる。これがいわゆるエコノミー症候群です。これは、筋肉の動きの大切さを示す好例だと思います。

血液と同じように全身をめぐっているリンパの流れは、血液のように心臓というポンプがないため、いっそう筋肉の動きに頼らざるを得ません。

以上が正常な筋肉の働きですが、姿勢の崩れによって異常な緊張が続くと、その流れに悪影響を及ぼします。

血管は、筋肉や骨格の間を縫うように通っています。筋肉が強く緊張し続けることで、血管や圧迫されて細くなります。また、リンパは筋肉の収縮によって流れますから、筋肉が固まっていては流れることができません。

血管は、酸素や栄養素を全身の細胞に運ぶ上水道の働きと、細胞から出た老廃物を運ぶ下水道の働きをします。リンパは、免疫に重要な役割を持っています。それらの流れが滞るということは、結果として、人体に及ぼす影響は計り知れないものとなります。

鼠径部を通る重要な道

脚の付け根（鼠蹊部）には、大腿三角と呼ばれる部位があります。鼠径靭帯と内転筋、そして縫工筋で囲まれた三角形の空間で、ここに胴体から脚へと血管や神経が通る道があります。

腰痛の方の多くが、内転筋が硬くなることで、大腿三角が狭まっていて、血管や圧迫して体液の循環を妨げています。

老廃物の流れが悪くなることは、腰痛を引き起こす原因の一つになり、さらに排尿や排便困難、生理痛を引き起こします。全身の細胞を養う上下水道の機能が不完全であれば当然のことでしょう。

大腿三角

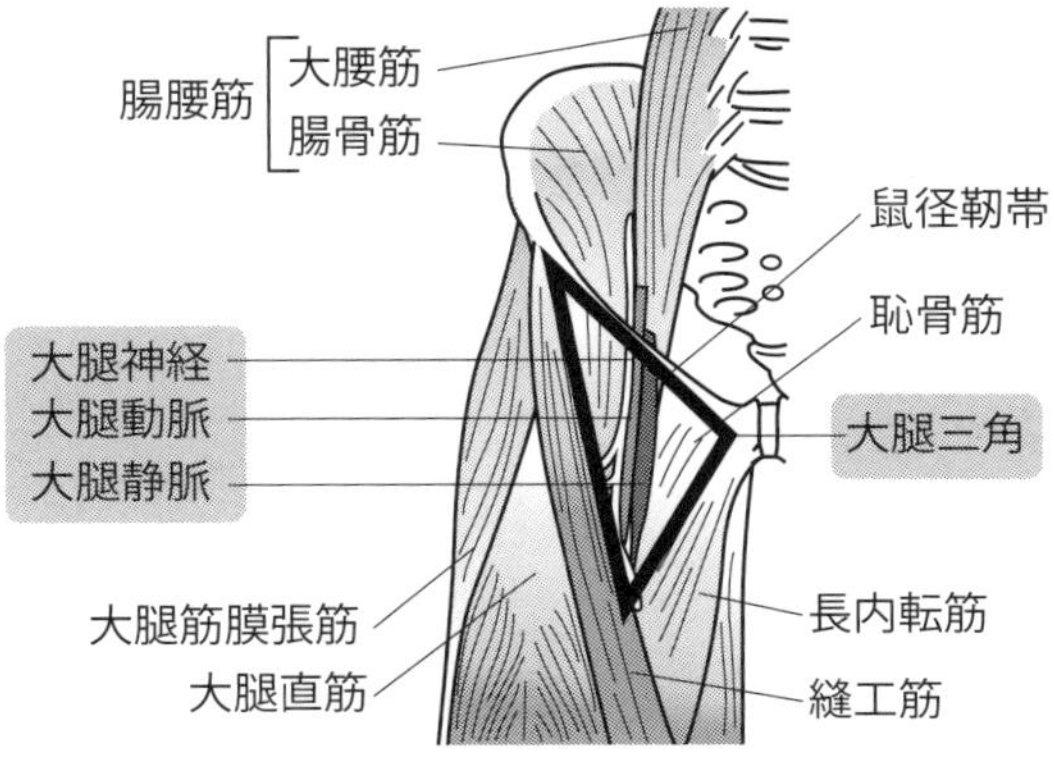

関節は身体の関所とも言えます。関所が狭くなれば、そこを往来する血液やリンパ液、神経の働きが悪くなってしまうということは、イメージしやすいのではないでしょうか。

ふくらはぎを活かす足の指

昔の日本では、下駄や草鞋などの足の指を使う履物を使用していました。現在、ほとんどの人が靴を履いていますが、足の指があまり使われません。昔と比べて足の指の力が弱くなったと言われており、足の指先が浮いたままの「浮き指」なる状態の人までいます。下駄や足袋を履いていたころの昔の日本人や、裸足で生活している民族の写真を見ると、みな足の指が広がった状態で、大地をしっかりと噛んでいます。本来の足はそうでありたいものです。

ふくらはぎの筋肉のうち腓腹筋は踵に付いていますが、それ以外の筋肉はくるぶしの後ろを通り、足の指までつながっています。

筋肉のミルキング・アクションを期待して、「ふくらはぎは第二の心臓なので、よく動かしましょう」と言われることがありますが、足の指が使われていないと、ふくらはぎの筋肉は十分に働いていないということです。

さらに、足の親指を使うことにより、副交感神経が優位に働き、脳内の幸福ホルモンであるセロトニンが増え、気分が落ち着くと言われています。

忘れられがちな足の指、しっかり意識して使いたいところです。

脳脊髄液の流れも滞る

背骨には神経が通っています。この神経を脊髄神経といいます。脳と脊髄神経は、外側を膜（硬膜）で被われていて、神経と膜の間を「脳脊髄液」が流れています。脳脊髄液には、脳や脊髄神経の栄養素が入っており、脳の中心の脈絡叢でつくられています。長時間、下を向いていたり、背中を丸めていると、この流れが滞ってしまうと考えられます。

東洋医学では、蝶形骨（頭蓋骨のほぼ中央にある、脳下垂体を収めている骨。羽を広げた蝶のような形状をしている）と仙骨（１０３ページ参照）は、呼吸運動により微妙に動いており、この動きで脳脊髄液を脳から仙骨まで縦に循環させるとしています。

脳脊髄液が減少すると、脳脊髄液減少症といって、めまいや頭痛の原因となります。これは脳の周りの圧力がさがったことで起きますが、姿勢が関連しているとも考えられるのです。

神経の通り道を塞ぐ・乱すは、不調の始まり

神経を圧迫する

筋肉が固まってしまうことで、体液の流れが悪くなると同時に、神経の伝達も悪くなります。

神経も血管と同様、筋肉や骨格の間を縫うように全身に広がっているので、筋肉の緊張で圧迫されると本来の働きを妨げることになります。

また、姿勢の崩れが、背骨に歪んだ負担をかけることで、椎間板が変形して神経を圧迫することもよくあることです。椎間板ヘルニアですね。

背骨の1つ1つの円筒形の骨を、椎骨と言います。椎骨の間に挟まっている軟骨が椎間板です。椎骨の背中側には穴（椎孔）があり、これが神経の通り道になります。

背骨を通っている脊髄神経は31対62本、左右に枝分かれして筋肉や内臓につながっています。背骨にゆがみやヘルニアがあると、神経が圧迫され、身体の不具合が生じます。背骨の歪みの位置によって、どこの筋肉や内臓の調子が悪くなるかも決まっています。

もちろん、神経が末端まで伸びる途中で圧迫されても、その神経の命令を受けて働いている機能に乱れが生じ、原因不明の不調として、身体に表れるのです。

脊髄と神経

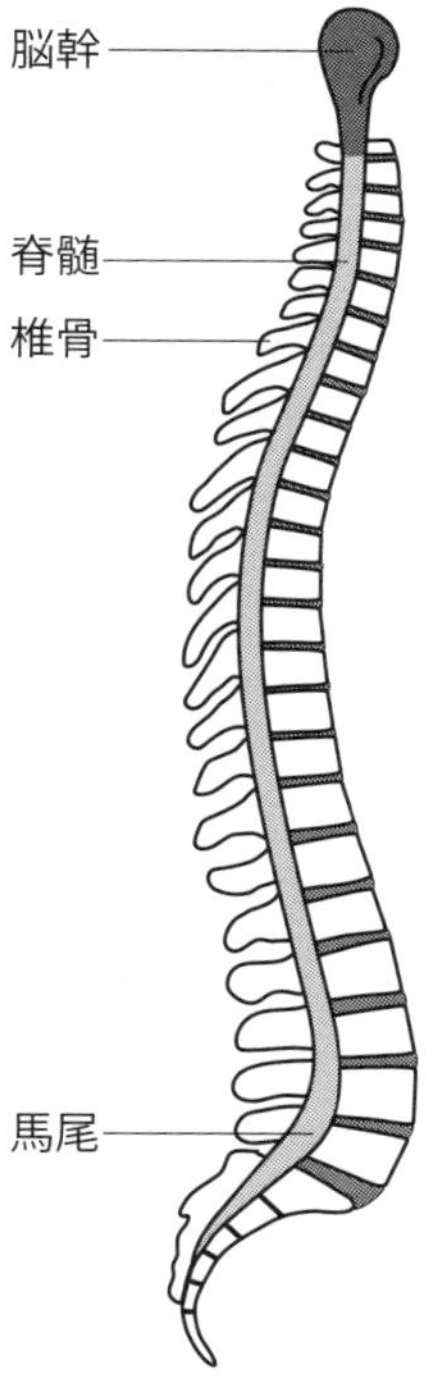

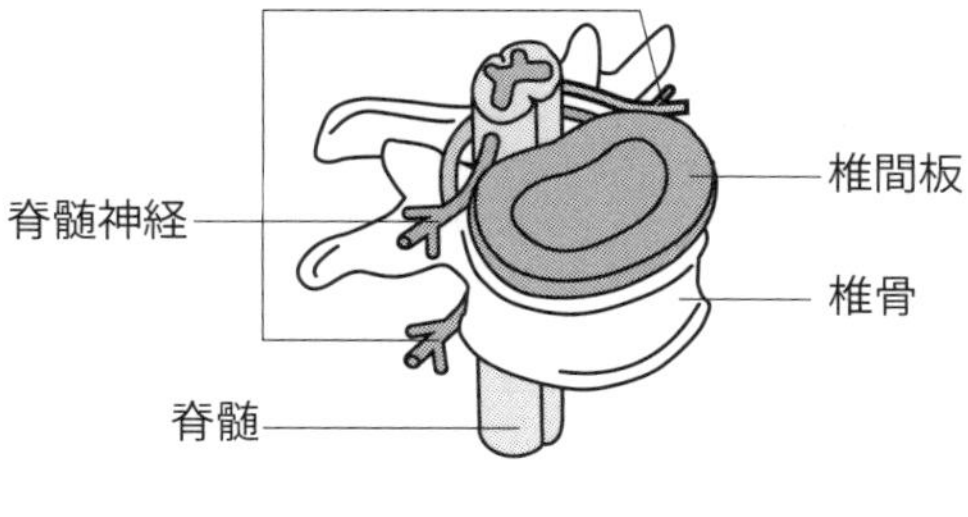

自律神経を乱す

姿勢と神経の働きに関しては、もう1つ重要な観点として、自律神経との関係がありま す。

私たちが意識しなくても、心臓は動きます。暑ければ汗をかいて体温をさげ、寒ければ筋肉を震わせて体温をあげます。体内の水分が少なくなれば喉の渇きを覚え、水を飲み過ぎれば尿として排出します。その他にも、ホルモンや消化液など、私たちの身体には常に健康を維持しようとする生命維持装置ともいえる機能があり、これを恒常性（ホメオスタシス）といい、恒常性を制御する神経系を自律神経といいます。

自律神経は、交感神経と副交感神経の2つからなり、それぞれの役割があります。簡単に言うと、交感神経はエネルギーを消費するほうで、アクセルの役割。活発な動きをする際は交感神経が優位です。1日で言えば、昼間に優位になります。

副交感神経はエネルギーを蓄えるほうで、ブレーキの役割。睡眠時や食事を摂ると優位になります。食べると眠くなるのもそのためです。1日で言えば、夜間に優位になります。

自律神経の乱れは、体温調整や免疫系、内分泌系など、多岐にわたって身体に悪影響を及ぼすことはよく知られていることです。それが強い症状としてあらわれる病気が自律神経失調症です。

この病気になると、個人によって違いますが、体がだるい、消化不良、体温調節ができない、心臓の動きや呼吸が速くなる、異様に汗が出る、涙目になる、瞳孔が開いたままになるなど、色々な症状が出てきます。さらに進行すると、精神症状が発現することもあるのです。

姿勢の観点から見た場合、肩甲骨から首、頭にかけてのこりが顕著になると、この病気になりやすくなるようです。

血圧があがる

「怒ると血圧があがる」とよく聞きますが、これも自律神経と関係しています。

「怒る」という感情は興奮状態ですから、アクセルの役割である交感神経が優位になり、身体は臨戦態勢になります。活発に運動するために血液を大量に送り込み、さらに出血に備えて血管を細くし、身体を硬くします。そのため、血圧が高くなるのです。

猫背のような悪い姿勢は、怒った時と同じような状態をつくります。

交感神経による指示はなくても、猫背は内臓を圧迫した姿勢であるため、内臓に血液を送りこむために血圧をあげるのです。

前屈みで血圧を測定した時よりも、背筋を伸ばして測定した時のほうが、血圧が低くなるので試してみてください。

呼吸と自律神経は関係している

自律神経は、呼吸とも深く関わっていて、「吐く」のは副交感神経で、「吸う」のは交感神経です。基本的には自分の意思ではコントロールできない自律神経ですが、呼吸によって働きかけることができるので、武道やヨガでは呼吸法が重要視されています。

呼吸のために主に働いている筋肉は、横隔膜です。横隔膜は、胴体の中の空間を胸腔と腹腔に区分けする筋肉の膜ですが、これが上下動することで私たちは呼吸をしています。ところが、姿勢が悪いと横隔膜の動きが制限されてしまいます。すると、自律神経のバランスを保てなくなります。

本来であれば、加齢とともに変わっていく身体に対して、自律神経も対応してくれるのですが、自律神経を乱す要因があると更年期障害という形で現れることになります。

なお、若い人であっても、長時間パソコンやスマートフォンの画面を見ることは、目を疲れさせ、脳を緊張させるため、これも交感神経の働きを乱すことになります。すると、睡眠が浅くなるなど、悪い循環へとつながります。

前屈みでスマートフォンを見るという行為は、姿勢の悪さからくるものと、目からの刺激の両方ともが自律神経のバランスを崩すものだと言えます。

姿勢の崩れが、身体から自由を奪う

姿勢が変われば、関節可動域が変わる

猫背で腰の曲がった人を見て、「俊敏な動きができそうだ」とイメージしますか？　そんなイメージはできないでしょう。この姿勢は高齢者の象徴のような姿勢ですから、俊敏さを連想することは難しいはずです。

そう、姿勢と動きは、関係性がとても大きいのです。しかし、どうして姿勢が身体の動きに関係するのでしょうか。単に老人の姿勢だからというのでは説明になりませんので、ここでは関節可動域の観点から説明したいと思います。

関節可動域とは、腕（上腕）なら肩関節、脚（大腿）なら股関節の、それぞれの関節の動く範囲です。この関節可動域に影響するのは、骨を動かす筋肉と、関節の構造です。

すでに説明したように、「悪い姿勢は必要な筋肉を弱らせ、他の筋肉を緊張させる」ということがあります。姿勢が崩れていると、本来身体を支えるべき重要な筋肉が弱って、その代わりに他の筋肉が緊張して補助的に身体を支えようとするのです。

この補助的に働いて緊張を強いられている筋肉は、腕や脚を動かす筋肉や、肋骨などに付く呼吸するための筋肉も含まれています。これらの筋肉が常に強く緊張していれば、当然、関節の「遊び」もないので、腕や脚の可動域が落ちる、つまり自由に動かせなくなっていくのです。

肩が前に出てあがったまま固定されると、腕があがらなくなる

腕はどうして、まっすぐ上にあげることができるのだろうか、などとあまり考えることはないでしょう。例えば、立った姿勢で万歳をしてみてください。耳よりも肘が後ろへ行かなければ猫背になっています。どうして肘が耳よりも後ろに行かないのかと言えば、肩甲骨が頭に近い位置で固まってしまい、腰の方へさがってくれないからです。

万歳で腕をあげる時、肩関節が回っているように見えますが、肩関節は１２０度しか回せません。あとの60度は、肩甲骨が動くことで補われているのです。

肩甲骨は背中側に付いている、逆三角形の骨です。いわゆる肩の先にある骨（肩峰）も、肩甲骨の一部です。この肩峰の下、肩甲骨の側面に肩甲骨の窪みがあって、上腕骨の骨頭がはまり込んで肩関節をつくっています。また、肩峰は鎖骨とつながって、小さな関節（肩

鎖関節）をつくっています。

この肩甲骨は、肋骨の背中側に乗っていて、あがる、さがる、回る、中央に寄る、外に出るというように、本来は自在に動く骨です。この動きによって、腕が自在に動くことができるのです。

肩甲骨の位置は、腰に近いほど可動域が広く柔軟で良好な状態です。見た目には肩がさがって、首が細く長く見えます。逆に上にあがるほど、可動域が狭くなります。見た目には肩があがって、首が太く短く見えます。

実際にやってもらうと分かるかと思いますが、肩甲骨があがると、自然に猫背になります。これが長く続くと、肩甲骨がベタ～と張り付いたまま動かなくなります。肩甲骨が動かなくなると、腕も自由に動かなくなります。優れたスポーツ選手や武道家は肩がさがっていますので、機会があればそこを観察するのもよいでしょう。

背骨が歪むと周りの筋肉が疲弊する

猫背で首が前に垂れた状態では、首の可動域は広くなります。また、反り腰になると、腰の可動域は広くなります。先ほどの腕の例とは逆ですね。

可動域が広くなるのは良いことのように思えますが、実際には猫背も反り腰も悪い姿勢です。これはどういうことかと言えば、背骨に関しては可動域が狭いほうが良いということです。

背骨の中で、首の骨を頚椎、胸の骨を胸椎、腰の骨を腰椎と言います。胸椎には肋骨があり、ここはもともと動きが制限されている部分です。頚椎と腰椎には肋骨がなく、ある程度の動きが許されている部分です。

ただ、動くといっても、頚椎も腰椎も背骨として身体を支えなければいけない部分でもあります。つまり、必要に応じて動くことができるが、基本的には身体を支えられる位置にあるべきなのです。そして、その位置に頚椎と腰椎がある時、正しい姿勢になります。正しい姿勢の時には、首も腰も可動域が狭くなります。可動域が狭いということは、安定性が高いということでもあるのです。

悪い姿勢をすると、可動域が広く不安定になった背骨を支えるために全身が緊張する。これが長く続くと、筋肉が硬直してますます動けなくなっていく、という順序です。

正しい姿勢をすると、背骨の可動域が狭く安定的になり、代わりに腕の可動域が広がる。人間の身体はよくできています。正しい姿勢が自然体になることが大切なのです。

内臓の働きを妨げることなかれ

内臓が疲れやすくなる

姿勢が悪くなると、内臓を収める空間が狭くなります。みぞおちから上の胸の空間が胸腔で、ここに肺や心臓が収まっています。みぞおちの下から骨盤の底までのお腹の空間を腹腔といい、胃や腸などの多くの内臓が収まっています。

分かりやすく例えると、悪い姿勢は50リットルある空間に収まっているべき内臓が、40リットルの空間に押し込められた状態です。内臓脂肪が増え、各内臓を圧迫して活動を弱らせている状態も、これと似た状態です。誰がどのように考えても不都合なのは理解できるはずです。満員電車のように狭い空間に押し込められては、誰だって生きた心地がしないものです。内臓も同じで、その状態でがんばって働けと言われても無理な注文です。

圧迫された内臓は、本来あるべき位置から重力の力によって下へと落ちるために、下の臓器になるほど圧迫され、内臓の働きに悪影響を与え、疲れやすくなり、回復する能力も低下します。

肺が圧迫されると呼吸が制限される

猫背になると肋骨の動きが制限されます。肋骨が動かないということは、肺が広がる空間が確保できないということです。同時に、呼吸の主をなす横隔膜の動きも制限されるため、肺の働きが制限されてしまうのです。

肺は、横隔膜が上下することで収縮・膨張します。胸腔内の気圧の変化によって、空気を出し入れしているのです。

肺が膨らむ空間も、横隔膜の動きも制限されてしまっては、当然、呼吸は浅くなり、全身への酸素運搬能力も低下します。浅い呼吸では持久力はなくなりますし、十分な酸素が脳に届かないことで集中力もなくなってしまうでしょう。

深い呼吸をすると、全身が動きます。横隔膜はもちろんのこと、肋骨の間の肋間筋も、腹筋も、骨盤の底である骨盤底筋群も働きます。

正しい姿勢であれば、深い呼吸をするだけでも、胴体にあるたくさんの筋肉を動かすことになるため、それらの筋肉を柔軟に保つことができます。ですから、正しい姿勢は呼吸を介しても全身に良い影響を与えるのです。

浅い呼吸をしている時、身体はほとんど動きません。猫背になって手元で細かい作業をしていると、呼吸は浅いままです。そのような時間が続くと、伸びがしたくなります。伸びをする時、一気に息を吐き出し、それから大きく息を吸います。これは、硬くなった筋肉をほぐし、足りなくなった酸素を取り込んでいるのです。

問題は、悪い姿勢で身体中の筋肉が硬くなったままになっている場合です。猫背で胸が閉じたまま硬くなっていると、常に浅い呼吸になります。深呼吸をしようにも、背中も胸も硬くなっているので、十分に息を吸い込めないし、そもそも息をしっかり吐くことも難しい状態です。

普通に考えれば、とても息苦しい状態ですが、姿勢に問題があることに本人が気が付かないことにはどうしようもないのです。

ゆったりとした深い呼吸は、副交感神経を優位にし、心身をリラックスさせます。逆に、浅く速い呼吸は交感神経を優位にし、心身を緊張状態にしてしまいます。この緊張状態は血流を悪くし、精神的にも不安定になります。

禅の世界では、意識を呼吸でコントロールすることを学びます。その方法の一つに「数息観」というのがあります。これは、呼吸を数えることにより、意識を集中する方法です。「息」という字は、「自」と「心」を合わせた形になっているのも、頷ける話です。

主な臓器

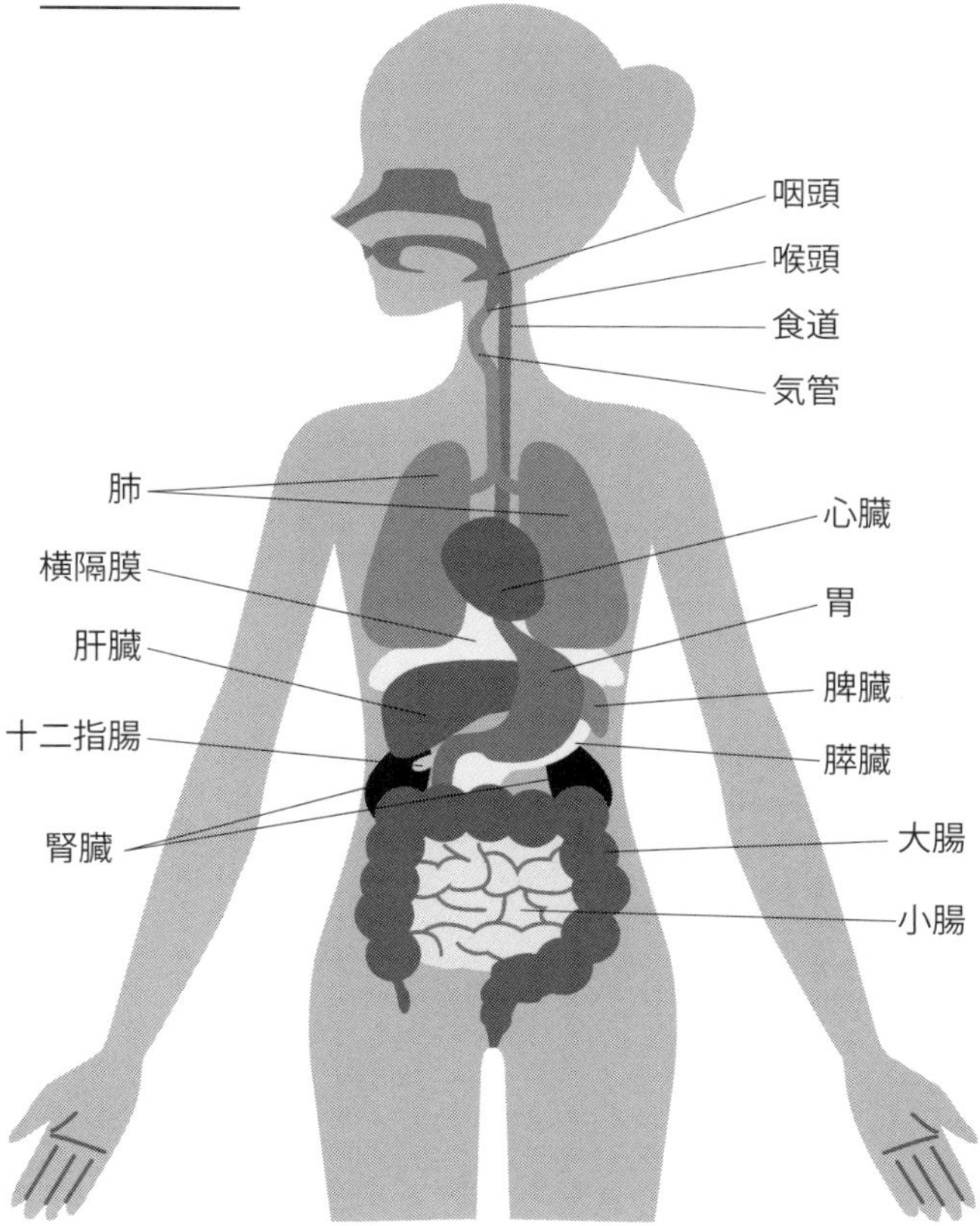

呼吸と身体と心は、このように密接に関わっているのです。ですから、まずは深い呼吸ができる姿勢、つまり正しい姿勢をつくることが第一であるということは、間違いありません。

肝機能は横隔膜の動きで活性化する

誰もがご存知の通り、肝臓は解毒をする代表的な臓器です。

肝臓の機能に陰りが出てくると、解毒されない毒素は皮膚へ出てきます。つまり肌荒れです。肝臓機能が悪くなるような食物ばかりを摂っていると、肌荒れになり、それを化粧を厚くして誤魔化すことになります。内側から肌をきれいにするのが本当のおしゃれだと思うのですが、いかがでしょうか。

さて、肝臓に負担をかけるのは毒素だけではありません。意外にも呼吸も肝臓の働きに関係があるのです。

肝臓は、横隔膜のすぐ下に位置するため、横隔膜の影響を最も受けやすく、横隔膜の働きが悪くなると肝臓の血流の不全につながります。

横隔膜の働きが悪くなれば腹腔の圧縮力が弱まり、肝臓から心臓に戻る静脈の量が少なくなるからです。肝機能を活性化するためには、横隔膜を強く収縮させることが大切であり、それはつまり深い呼吸ができる姿勢が保たれていることが大前提となるということです。

内臓が重力に潰される

重力は身体に最も影響を及ぼすものの1つです。歳をとると皮膚がたるみ、下へさがっていくのも重力のせいです。当然ながら、内臓も重力の影響を受けます。

胃下垂というのは聞いたことがあると思います。これは胃が本来の位置から下に落ち込んだ状態ですが、下垂症になるとその下にある器官はどれもが同じようにさがってきます。

単純に言わせてもらえば、横隔膜がさがると胃がさがり、それに押されて大腸の横行結腸がさがると、腸全体が圧迫を受け、さらに下層の膀胱が押しつぶされるという具合になります。

女性の場合、骨盤の中には子宮や卵巣があるため、お腹の中は男性よりも込み入っています。子宮が前屈症や後屈症になると、腸の上に圧し掛かるような状態になるため、腸が圧迫され便秘が起こりやすくなります。

さらに、この圧迫により卵子が卵巣から子宮の中にすんなり入っていけなくなる状態ができるため、不妊の原因になることがあります。

また、重力で内臓が押し込められた状態で経血が無理やり流れるので、腰やおなかに痛みが出たり、生理痛が強く出たりといった、日常で不便を感じることも多くなります。婦人病にもかかりやすくなります。

男性でも腸がさがり、膀胱や前立腺などが圧迫されるようになり、尿漏れなど色々な問題を発生させます。

内臓下垂は、単に内臓の位置がさがるという現象だけではなく、内臓機能にも多くの問題を発生させ、様々な病気へと誘う大きな原因となるのです。

姿勢を正しくすることは、腸をはじめとする内臓の下垂を防ぐための対策であり、結果的に腸の働きを最大限に導くことができるのです。

悪い姿勢の悪影響

第２章の締めくくりとして、この章でお話しした内容をまとめておきます。

1. 悪い姿勢は、必要な筋肉を衰えさせる

姿勢の崩れにより本来使うべき筋肉が使われない状態になり、それを他の部位が補おうと緊張します。それが徐々に全身に波及していき、あらゆる場所に飛び火してしまいます。そして、異常な緊張が継続することで、筋肉が硬くなり、骨格を歪めてしまいます。硬くなった筋肉がこりです。

2. 姿勢の崩れが体液の流れに影響する

硬くなってこりのある筋肉は、筋肉自体や関節の中を通る血流などの水分の流れを悪くします。その結果、身体中に酸素や栄養素が行き渡らず、免疫などを司る力が弱まります。

3．悪い姿勢は、神経の働きを妨げる

歪んだ骨格や硬くなった筋肉は神経を圧迫します。すると神経の伝達が悪くなり、全身的にさまざまな影響を及ぼします。また自律神経を乱す原因となります。

4．姿勢が崩れると、身体の動きは制限される

緊張して硬くなった筋肉によって関節の可動域が狭くなるため、運動能力が低下します。高齢者で前傾が強くなると、膝や爪先があがりにくくなり、つまずいたり、転倒したりしやすくなります。

5．悪い姿勢は内臓を圧迫する

内臓を収める空間が狭くなり、位置がさがってしまうため、内臓が圧迫されてしまいます。すると、内臓本来の働きに悪影響を与え、無理がかかりやすく疲れやすくなります。

6. 精神的に悲観的になり、元気や自信がなくなる

1〜5は、身体への悪影響です。これらが原因となり、腰痛、膝痛、足首痛、肩こり、頭痛、偏頭痛、自律神経失調症など、医療では原因を特定できない不調、いわゆる不定愁訴に陥るのです。

また、第1章でお話ししたように、姿勢が悪いと精神的に悲観的になり、顕著になるとうつ病になるなど、精神的にもマイナスの作用があります。先に挙げた５つの悪影響を見れば、気分が良くなるはずがないのは一目瞭然です。

それに悪い姿勢は、周囲の人に悪い印象を与えますから、承認欲求を満たすことができません。承認欲求が満たされないと、自分に自信が持てず、積極的に生きることも、他人に寛容にもなれないのではないでしょうか。それが６番目に挙げた悪影響です。

第3章 正しい姿勢をつくる「ちょっとした努力」

——股関節と肩甲骨、そしてうんこ我慢の姿勢

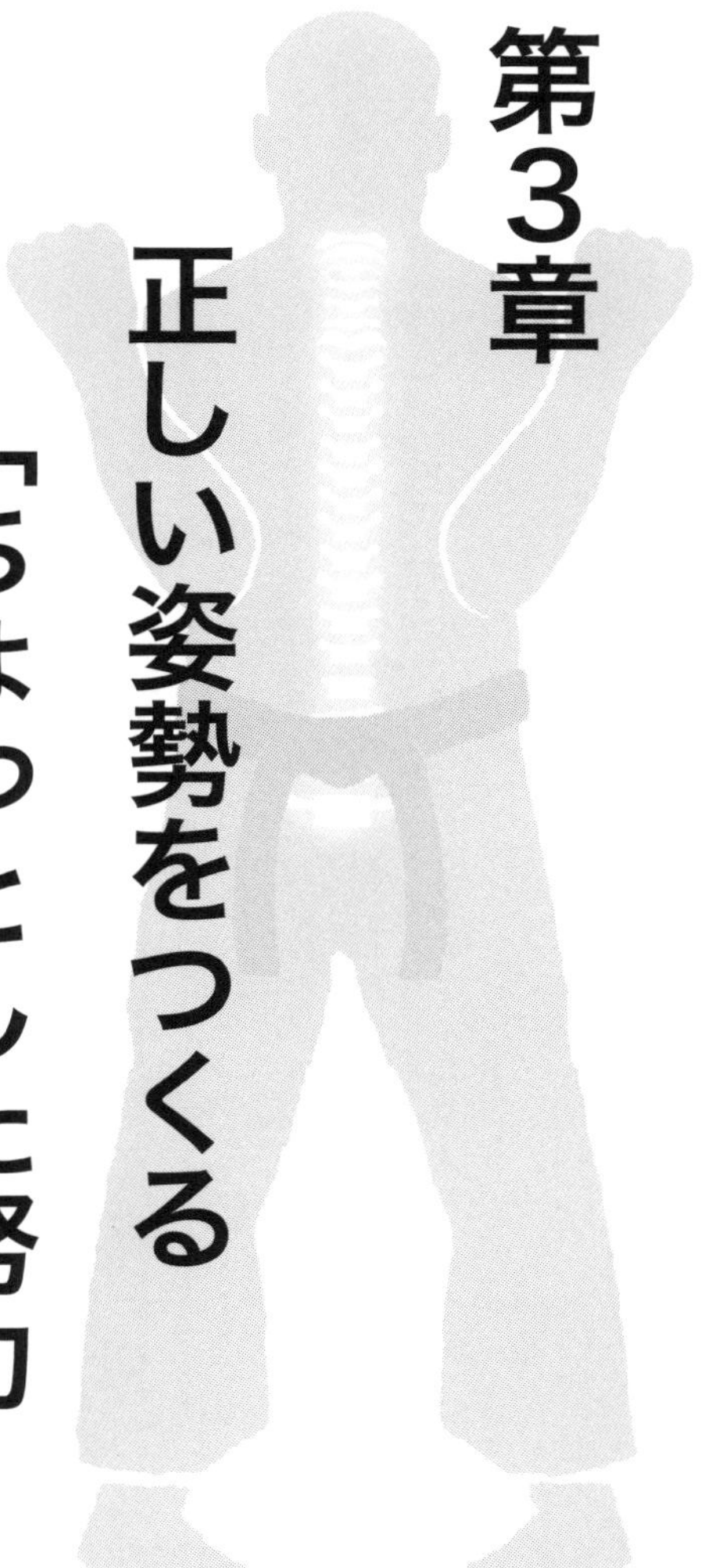

正しい姿勢は、背骨から

正しい姿勢の確かめ方

第1章でもお話ししたように、日本の伝統的な文化――歌舞伎や華道、武道、茶道、禅などでは、姿勢が非常に大切にされてきました。その共通の基本は、腰を反らせてはいけない、顎を出してはいけないということです。

もう一つ、正しい姿勢について伝承されているのが、座禅です。座禅の姿勢について、道元禅師は「耳は肩に、鼻はへそに」と説明しました。これは、胡坐（正確には結跏趺坐や半跏趺坐）で座った時に、横から見ると耳が肩の上にあること、前から見ると鼻がへその上にあることを説明しているのです（39ページ参照）。

これは、武道の構えも同じで、腰を反らせない、顎を出さないという教えは、正しい姿勢をつくることを説明しています。

正しい姿勢ができているかを確かめやすいのが、これも第1章で紹介した、踵、臀部、背中、後頭部の4点が壁に付くことなのです（41ページ参照）。

では、この４点が壁に付き、「耳は肩に、鼻はへそに」ができた時、私たちの骨格はどのようになっているのでしょうか。

また、人間は立っているだけ、座っているだけでなく、歩いたり、走ったりと運動をするのですから、常に姿勢を変えなければならないわけです。静止している時も、立っている時も、正しい姿勢を保つためには、どこに意識を置けばいいのでしょうか。

この章では、こうしたことを説明しようと思います。

上から吊られたガイコツ人形

正しい姿勢とは大げさに言うと、骨だけで立っていることができる姿です。

例えるなら、学校の理科室にあるような骨格模型。頭蓋骨の頭頂で吊されているあのガイコツです。頭蓋骨が背骨の上にあり、脚は真っ直ぐで、両肩も落ちています。腰は反っていませんし、顎も出ていません。

この骨格模型は頭頂部で上から吊られているので、そうなるのは当たり前ですが、私たちが立つ時もこれをイメージするとよいのです。

私たちの骨格は、地球の重力に適応して、積み木のように自然に積み重なって２本足で立ちます。ですが、正しい姿勢でいる時、まるで頭頂部を紐で上から吊されているような感覚になります。これは、間違った位置にあった時に感じていた首の負担が、正しい位置になった瞬間に楽になるからだと思われます。

この姿勢が人間本来の立ち方で、一番筋肉に負担をかけない姿勢です。スイカほどもある頭部の重さが、全身の骨を伝わって地面に伝わっているので、必要最低限の筋力で身体を支えることができるのです。

例えば、猫背で顎が出ている姿勢では、首や肩の筋肉は、頭を支えるために緊張で硬くなっていたはずです。それに比べ、正しい姿勢での首や肩の筋肉は、柔らかくなっているはず。

我々誰しもが赤ん坊だった時、強い筋力など必要のない座り方ができていました。こりがないので、赤ん坊の身体はどこを触っても柔らかいのです。

また、良い筋肉とは、速く強力に収縮する筋肉です。そのような筋肉は、普段は柔らかくて、使う時に石のように硬くなります。この剛柔の落差が、武道やスポーツでのパフォーマンスに関わってくるのです。つまり、人間の身体に必要な柔らかさとは、開脚で180度開くというような柔らかさではなく、筋肉の柔らかさなのだと言えます。

背骨を中心に考える

第2章の、姿勢が崩れると身体の動きが制限されるという話題の中で、「正しい姿勢をした時、腕の可動域は広がり、背骨の可動域は狭くなる」というお話をしたことを思い出してください。

人間が重い頭を支え、直立するためには、構造上弱い部分の強度を高めなければなりません。背骨は人体の柱ですが、その中で肋骨のある胸椎は構造的に動きが少なく丈夫です。しかし、胸椎以外の部分、つまり頚椎と腰椎は肋骨がなく、よく動かすことができる部分です。よく動くということは、構造的には弱い部分であるとも言えます。

悪い姿勢というのは、よく動く弱い部分を弱いままにしておいて、本来なら使わなくてもよい労力を使って頭や身体を支えている、という状態です。

正しい姿勢では、首や腰の可動域が狭くなり、理想的な背骨の状態になります。では、理想的な背骨の状態とは、どんな形なのでしょうか？

人間の背骨は、横から見ると棒状ではなく、緩いS字カーブを描いています。背骨が一本の棒のような状態よりも、S字の状態の方が15倍の強さがあると言われています。

背骨のカーブは3つです。頚椎は前方に弧を描いている「頚椎前弯」。胸椎は後ろに弧

背骨の弯曲

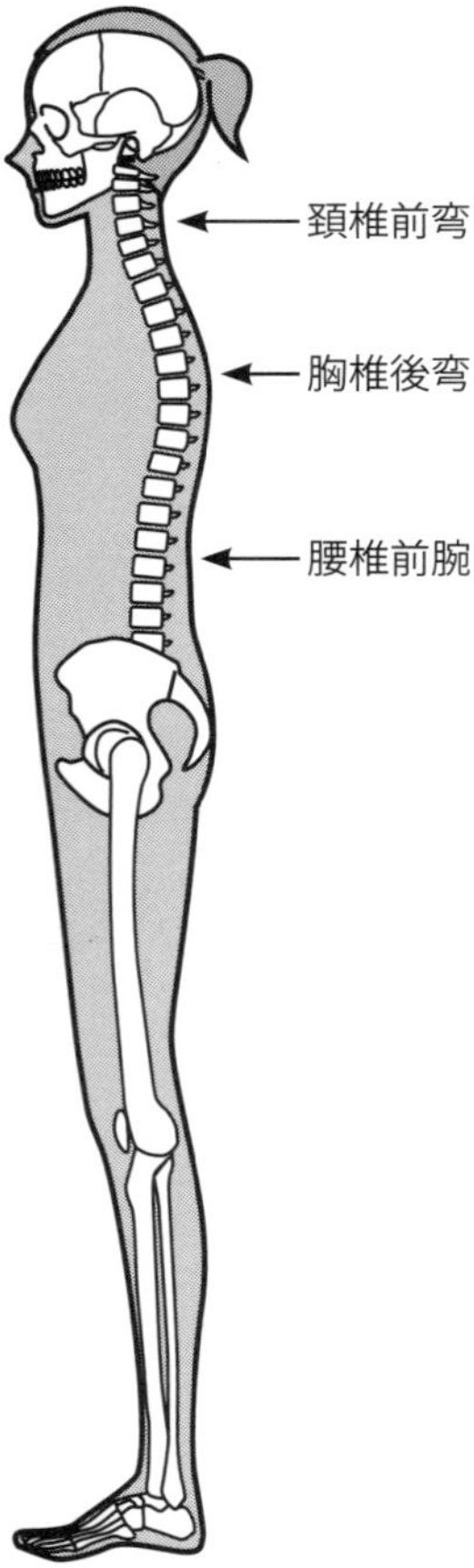

を描いている「胸椎後弯」。腰椎は前方に弧を描いている「腰椎前弯」。正しい姿勢では、このカーブの状態がちょうどいい具合になります。

ところが、猫背では、顎が前に出て、首が前に倒れた状態になります。この時、頚椎は真っ直ぐになり、頚椎前弯は消えてしまっています。これでは頭を骨格で支えられないので、首や肩の筋肉で引っ張り続けなければなりません。これはとてもつらい状態です。

また、反り腰は、腰椎前弯がさらに深くなっていて、腰の筋肉が収縮を続けている状態です。これが腰の筋肉が硬くなり、痛みを持つ理由です。

　反対に、腰が丸くなっている時は、腰椎前弯が浅くなり、腰の筋肉が伸びきったままで緊張した状態です。腰が丸くなっていれば、頭も前に倒れていますから、頭と上半身を支えるために腰の筋肉は硬くなっていくのです。

　いずれにせよ、腰の筋肉に限界が来ると、激痛で歩けなくなります。

猫背と反り腰

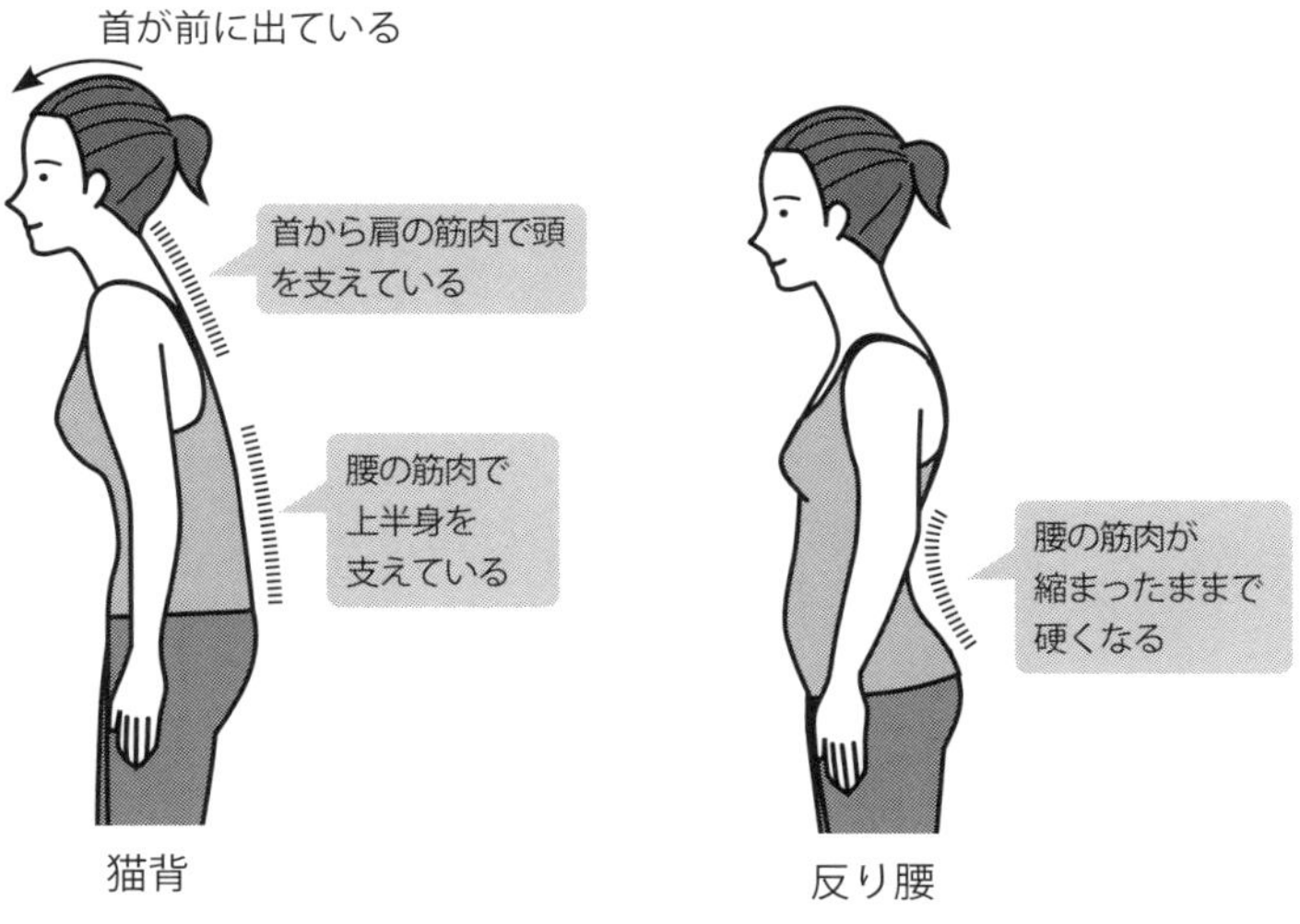
首が前に出ている
首から肩の筋肉で頭を支えている
腰の筋肉で上半身を支えている
腰の筋肉が縮まったままで硬くなる
猫背
反り腰

背骨を整えるには、股関節と肩甲骨を意識する

では、背骨のカーブを適正な状態に保つは、どうすればいいのでしょうか。背骨のカーブを整えるには、肩甲骨と股関節の意識が重要です。さらに言えば、「肩甲骨をさげること」と「股関節を締めること」の2つができれば、背骨が整います。この2つは、姿勢に影響を大きく与えるツボというか、鍵になる部分です。上半身では肩甲骨、下半身では股関節、この2つを押さえるだけで、大きな間違いを起こすことはありません。

逆に言えば、この2つが意識できていないと、背骨が整わず、姿勢が崩れてしまうということでもあります。どうして、この2つの部分が鍵となるのかと言えば、そこが姿勢が崩れ始める部分だからです。

次に、肩甲骨から姿勢が崩れるパターンと、股関節から姿勢が崩れるパターンを紹介します。これを見ていただければ、肩甲骨と股関節が独立しているのではなく、相互作用というか、どちらかが崩れれば、もう一方も崩れるというような、互いに悪影響を与え合う関係にあることが分かると思います。

肩甲骨から姿勢が崩れるパターン

①肩甲骨が上にあがる

寒い時ほど大きな動きではなくても、いつも無意識に肩をすくめている人は、たくさんいます。パソコンや書き物をしている時に、肩をあげるのが癖になっている人が多いのではないでしょうか。人によっては、片方の肩だけが高くあがっていることもあります。

←

②頭が前に出る

肩があがっていると、首が詰まった感じがするのと、胸椎を後ろから支える力が弱くなるので、胸椎の真ん中から上が前に倒れていきます。

←

③股関節の角度が狭まる

前に出た頭とバランスを取るために、お尻を後ろにさげます。すると、股関節の伸展角度が狭くなります。股関節の角度が狭くなるということは、つまり、股関節が屈曲した状態になるということです。頭が前に出るほど、股関節の角度はどんどん狭くなります。

④膝があがらなくなる

股関節の角度が狭くなっていると、膝をあげるための余裕がなくなります。膝をあげる時には股関節が屈曲するのですが、立っているだけですでに股関節が屈曲しているということは、膝をあげる時にさらに股関節を屈曲させなければならないわけです。

←

⑤つま先もあがらなくなる

頭が前に出て、股関節の角度が狭くなっているということは、重心がつま先に寄っているということです。

さらに立っている時に膝から下の筋肉が常に緊張した状態になり、足首の関節を動かす筋肉が硬くなっていきます。

←

⑥低い段差や、平らな床でもつまずく

膝もつま先もあがらない状態になると、歩く時に低い段差にもつまずくようになります。

←

⑦転倒

つまずきやすいほどの状態になると、片足でバランスをとる力も衰えているので、一度バランスを崩すと、体勢を立て直すことができないはずです。

高齢者は骨をつくる力が衰えているのと、運動不足で骨が弱くなっていることが多いので、転倒すると骨折しやすいのです。脚のどこかの骨が折れて入院してしまうと、脚の筋力が一気に衰え、骨折が治ったとしても歩行が困難になることがあります。

股関節から姿勢が崩れるパターン

①股関節が硬くなる

股関節を動かす筋肉は、硬くなりやすい筋肉です。長く座ったままでいると、立ちあがった時に、すぐには股関節がしっかりと伸展できないことがあります。歳をとると、その傾向は強くなります。

←

②股関節から前傾になる

股関節の角度が狭いまま固定されて、上体を真っ直ぐに立てられなくなると、背中の筋肉が伸ばされたまま強く緊張します。この緊張が続くと、背中の筋肉は疲弊し、弱くなります。

←

③肩甲骨があがる

股関節から前傾になると、身体は胸椎を後ろに引いてバランスをとるようになります。この動きにともなって、肩甲骨があがります。

←

④頭が前に出る

胸椎が後ろに引かれるので、胸椎の上に並んでいる頚椎にも影響が出ます。胸椎の後弯が強くなるので、その先にある頚椎は前に倒れていきます。

←

⑤股関節の角度はさらに狭まる

重心が前に偏っているので、これを支えるために股関節も膝も曲がり、そのまま筋肉が硬くなっていきます。以降は、肩甲骨から崩れるパターンと同じです。

⑥膝があがらなくなる
←
⑦つま先もあがらなくなる
←
⑧低い段差にもつまずく、あるいは平らな床でもつまずく
←
⑨転倒

この２つは姿勢が崩れていくパターンの中では代表的なものですが、肩甲骨と股関節の大切さが分かっていただけたものと思います。

肩甲骨は特別な骨

解剖学上、肩甲骨は特殊な関節です。第2章でも触れたように、肩甲骨は腕の土台となる逆三角形の骨ですが、肋骨の背中側に18もの筋肉により支えられています。肩甲骨を肋骨の上で動かしている関節を、肩甲胸郭関節《けんこうきょうかくかんせつ》といいます。

肘や膝など多くの関節には、靱帯や関節包といった、連結を強める組織があるのですが、肩甲胸郭関節には、そういった組織がありません。この構造があることで、腕を自在に動かすことができているのだということは、すでに述べた通りです。

ただ、この構造だからこそ、他の関節よりも、周りの筋肉の影響を大きく受ける存在であることもわかっていただけるかと思います。

肩甲骨は、どの位置にあることが理想なのでしょうか。それは、左右に広がり、かつ腰にできるだけ近づけた位置です。

猫背になっている人は、左右に広がっていても、肩甲骨があがった状態になっています。肩甲骨は首や肩の筋肉によって引き上げられているのですが、肩甲骨は腕につながっているので、腕を首や肩の筋肉で持ち上げているような状態です。

もちろん、首や肩の筋肉は頭を支えなければならないので、ますます負担が増します。

肩甲骨の動き

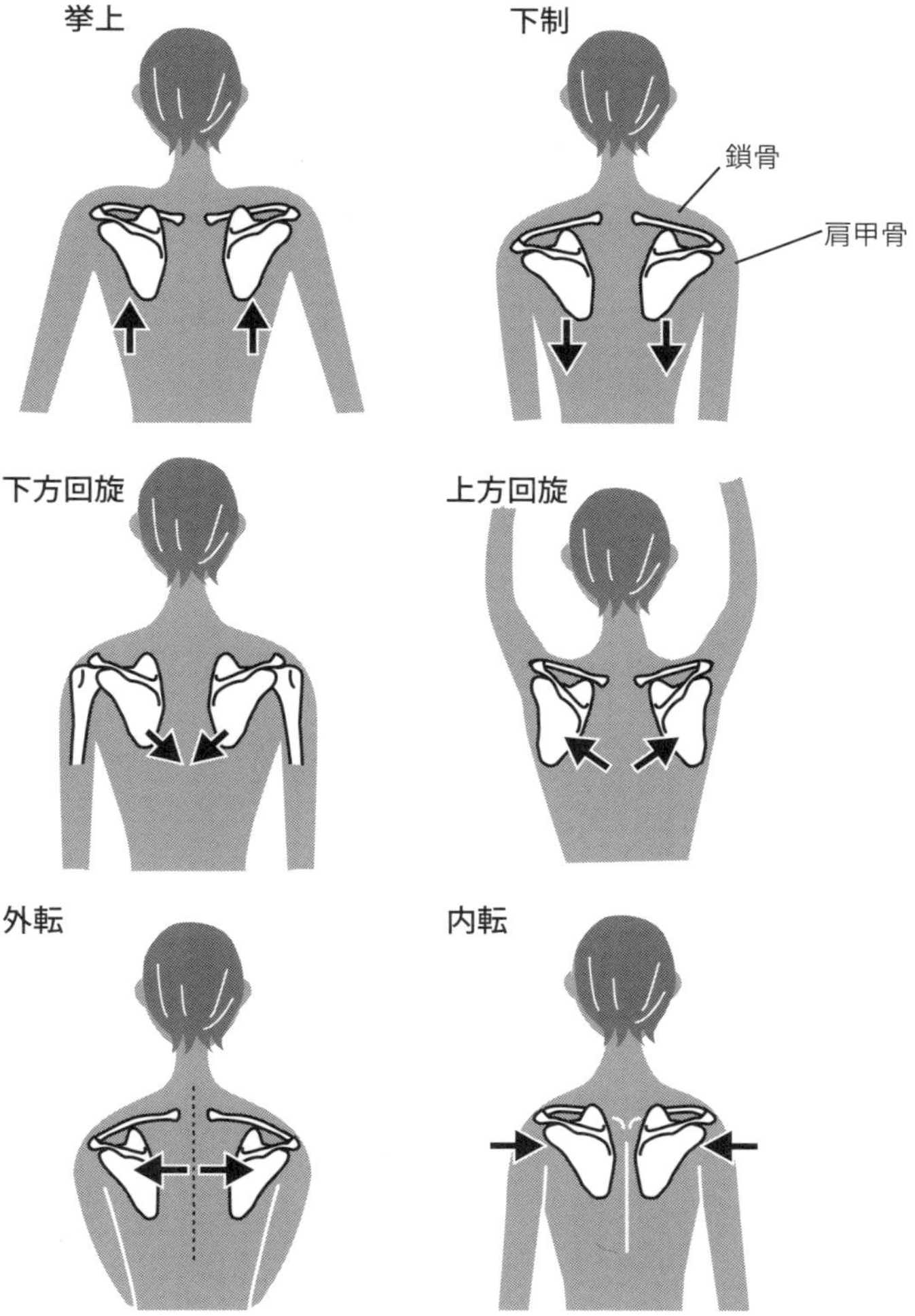

股関節の構造

姿勢を決定付けるもう一つの要素である股関節。この関節の角度が姿勢に大きな影響を及ぼします。

股関節は、太ももの骨（大腿骨）の骨頭が、骨盤の窪み（寛骨臼）にはまり込むように関節をつくっています。

四つ足動物の場合、大腿骨骨頭の球状の部分が、寛骨臼にすっぽりとはまっているのに対して、人間の場合は3分の2ほどしかはまっていない状態です。それでも股関節が外れてしまわないのは、股関節周囲の筋肉が、骨盤と大腿骨を結び付けているからです。

股関節の構造上、骨盤と大腿骨を結び付ける筋肉は、股関節が伸展した時に強まるという特徴があります。それがよく分かるのが、腸骨大腿靭帯と恥骨大腿靭帯の巻き付き方です。つまり、骨盤が立って脚がまっすぐになっている時に、股関節の結び付きは最も強くなり、可動域は狭くなるということ。これを「股関節を締める」と私は呼んでいます。

反対に股関節が屈曲した時には、股関節で大腿骨を結び付ける力が弱くなり、可動域が広がるということです。

この構造はとても理に適っていて、歩行の際に骨盤が正しい角度に立っていれば、身体を支える脚はしっかりと体重を支えられ、前に出す脚は動かしやすいことになります。

ただし、姿勢が崩れている場合、本来支えているべき股関節が、不安定になるというわけですから、とてももったいないことです。

股関節の構造

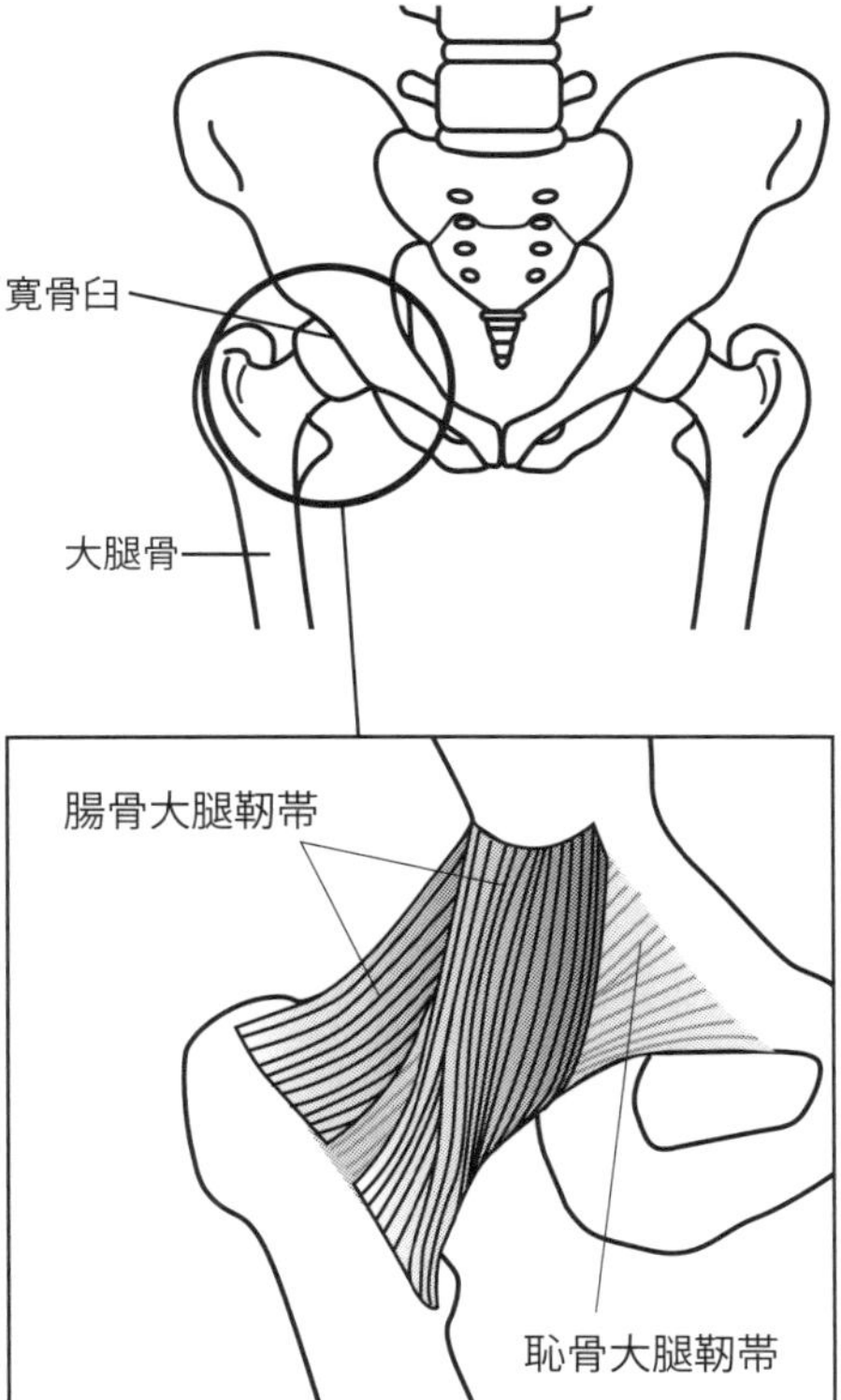

股関節が背骨に与える影響は大きい

さて、股関節の角度というのは、上半身に大きな影響を及ぼします。骨盤の上には、背骨が乗っているからです。

もう少し詳しく説明すると、骨盤は複数の骨でできていて、いわゆる腰骨にあたる部分を腸骨といいます。腸骨と恥骨、坐骨が合わさって、寛骨と呼ばれます。そして、左右の寛骨に挟まれている逆三角形の骨が仙骨という骨です。

仙骨は、骨盤の一部でもありますが、背骨の一部でもあり、「仙椎」とも呼ばれます。背骨の中でいえば、腰椎の下が仙椎です。ちなみに仙椎の下は尾椎（尾てい骨）です。

骨盤の上に背骨が乗っているわけですから、骨盤の状態が背骨に影響するのは当然のことです。

簡単に言うと、骨盤が前に倒れれば、腰椎が強く反った状態になります。反対に、骨盤が後ろに仰向けば、腰椎は丸くなります。腰椎が反ったり、丸まったりすれば、その上に続く胸椎、頚椎にまで影響が伝わるのです。

骨盤の角度に大きく影響するのは、股関節の角度です。立位では、股関節が伸展して、鼠径部の前側がしっかり開いている状態が理想です。

ところが、反り腰になると、股関節の前側が窪んだ状態、つまり股関節がわずかに屈曲した状態になります。

　このような構造から、股関節が背骨に与える影響は大きいと言えるのです。

　正しい骨盤のポジションについては、後ほど説明しますので、ぜひ身に付けてほしいと思います。

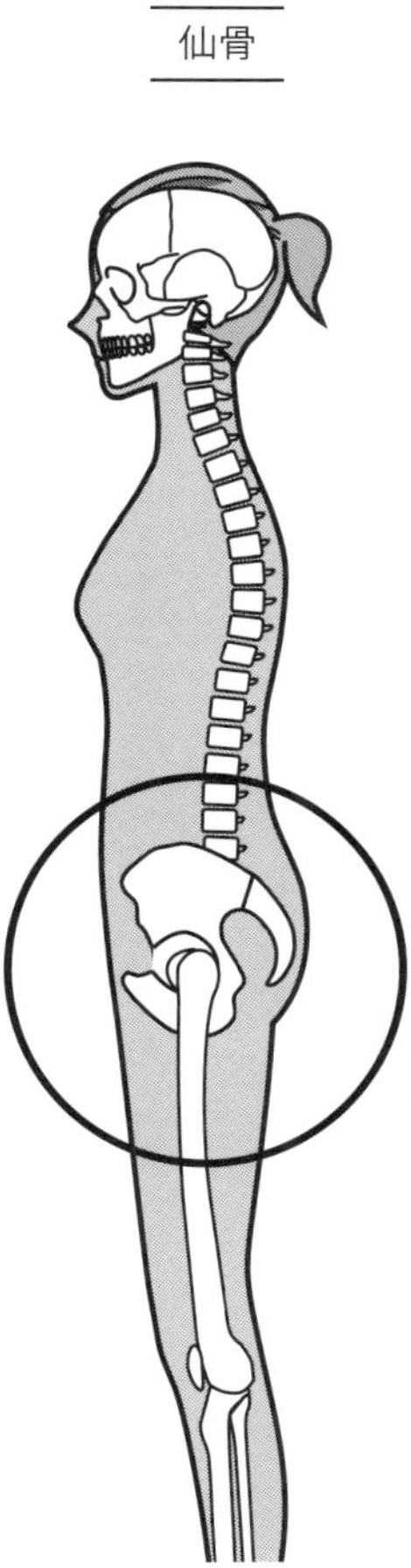

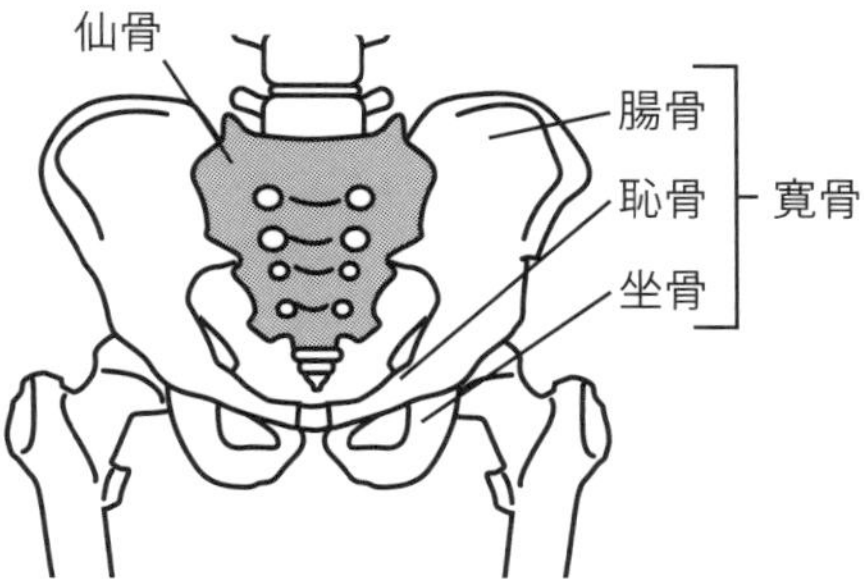

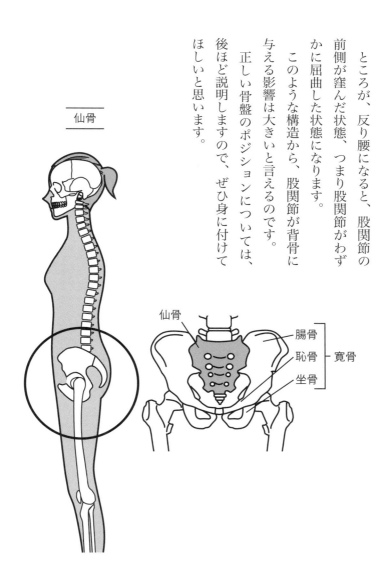

正しい姿勢のつくり方

正しい姿勢のつくり方を説明します。最初は立って行ってください。座って正しい姿勢をつくるのは、この応用でできます。

「うんこ我慢の姿勢」で骨盤を立てる

まず、股関節を締めます。股関節の前側を張るように開いてください。

イメージとしては、負け犬が尻尾を丸めるように、尾てい骨の先を正面に向けるように骨盤を動かすことです。感覚的には、骨盤の真ん中の骨、仙骨を左右から締めるような感じなので、「仙骨を締める」ともいえます。

反り腰の人にとっては「反り腰の反対の姿勢」になるので、骨盤が後ろに回転します。骨盤が後ろに倒れすぎて腰が曲がっている人にとっては、骨盤が股関節の前側を張る意識を強くすると、骨盤と大腿骨がまっすぐになるので、骨盤は前に回転します。

感覚的に分かりづらい、という方には、「うんこを我慢する姿勢」を思い出してください。

仙骨を締める

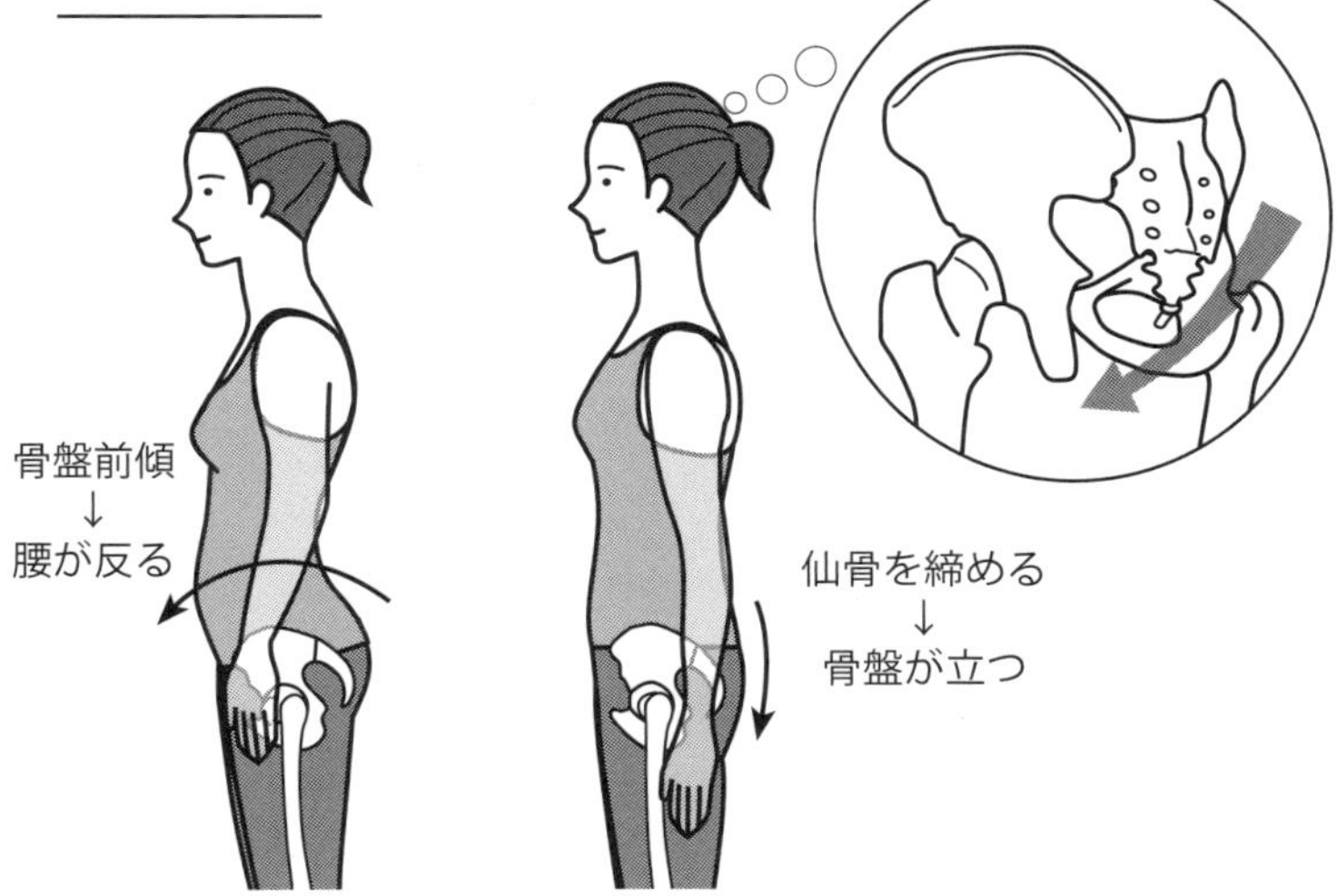

赤ちゃんでなければ、トイレを我慢したことがない人はいないかと思います。私が指導をする際に、「股関節を締める」とか、「仙骨を締める」とか言っても、うまく伝わらないことがあります。しかし、「うんこ我慢の姿勢」と表現すると、大人から子どもまでよく分かってもらえます。

うんこ我慢の姿勢をすると、股関節の前面が張り、お尻の筋肉が締まり、肛門も締まります。この時、腰はまっすぐになっているはずです。

肩甲骨をさげる

次に、左右の肩甲骨をさげます。この時、肩甲骨は寄せるのではなく、外に開いたままです。

感覚的には「肩甲骨を腰に押し付ける」と意識するとよいでしょう。この時、力の入れ方によっては、腰を反りそうになりますが、先ほどのうんこ我慢の姿勢を思い出して、骨盤を立てた状態をキープしてください。

肩甲骨をさげるという意識は、人によっては胸の上部を上に吊りあげるというイメージをすると上手くいくこともあります。さげるのと吊りあげるのでは反対のような気がしますが、肩甲骨の動きでいえば同じです。

この意識をしていくと、胸椎が左右の肩甲骨の間のあたりで後ろから押されるような感じがするかと思います。胸椎の後弯のトップのあたりが凹むような感じです。この時、後ろに曲がりすぎた胸椎の弯曲が整うような力がかかっているのです。

胸椎の弯曲が整ってくると、同時に首が起きてくるような感じがするかと思います。猫背では大きくなった胸椎の弯曲につられて、首も前に倒れていきます。反対に、胸椎が適正な弯曲になれば、首もつられて起きてくるわけです。

この力に素直に従って、頭を背骨の上に載せてください。上を向くというよりも、後頭部を後ろに引くという感じです。丁度良い位置に頭が来ると、バランスがとれた感じがして、すっと首や肩の力が抜ける人もいるでしょう。頭頂部が上から吊られているように感じる人もいるかもしれません。

これで正しい姿勢のできあがりです。この時、横から見れば耳の下に肩があり、正面から見れば鼻の下にへそがあります。道元禅師の言う「耳は肩に、鼻はへそに」です。

肩甲骨を下げる

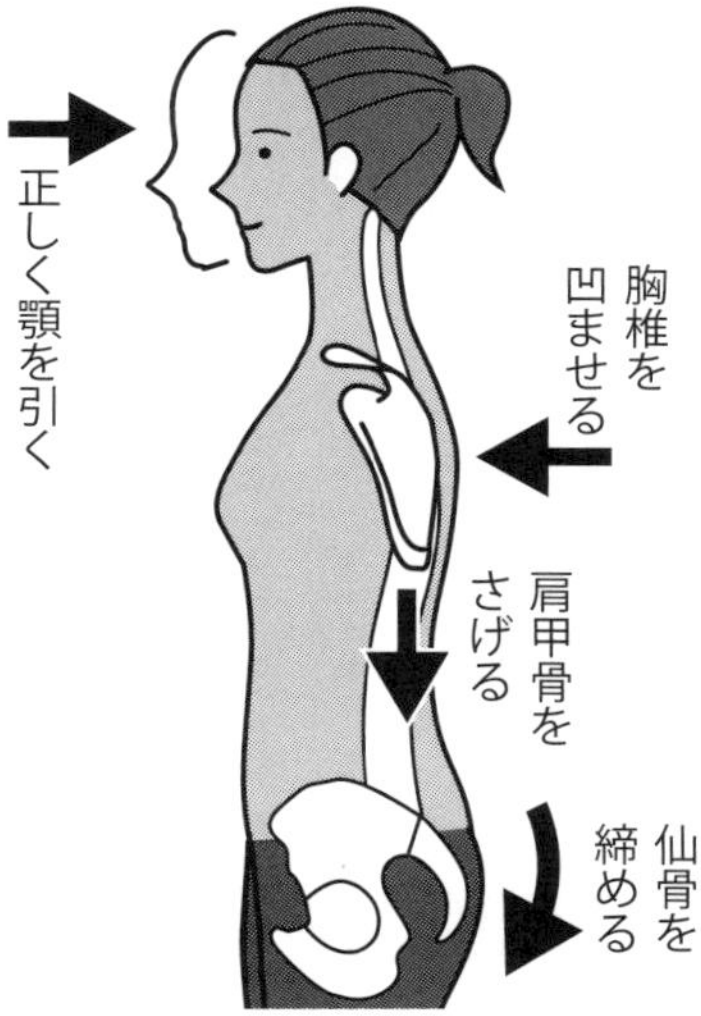

「顎を引く」の真意

スポーツや武道を経験したことがある人、あるいは茶道や書道の経験がある人なら、「顎を引け」と指導をされた覚えがあるのではないでしょうか。ですが、この「顎を引け」という言葉は勘違いされやすいものです。スポーツや武道の指導者であっても、正しい顎の引き方について解剖学的に理解している人はあまりいないようです。

猫背の状態で、単純に顎を引くと、顎の先端を喉元に押し付けるような形になります。頭頂部が前を向くような不自然な形で、とてもスポーツや武道では使えません。

スポーツや武道で、本来、求められている「顎を引け」とは、先ほど説明した正しい姿勢と同じです。つまり、

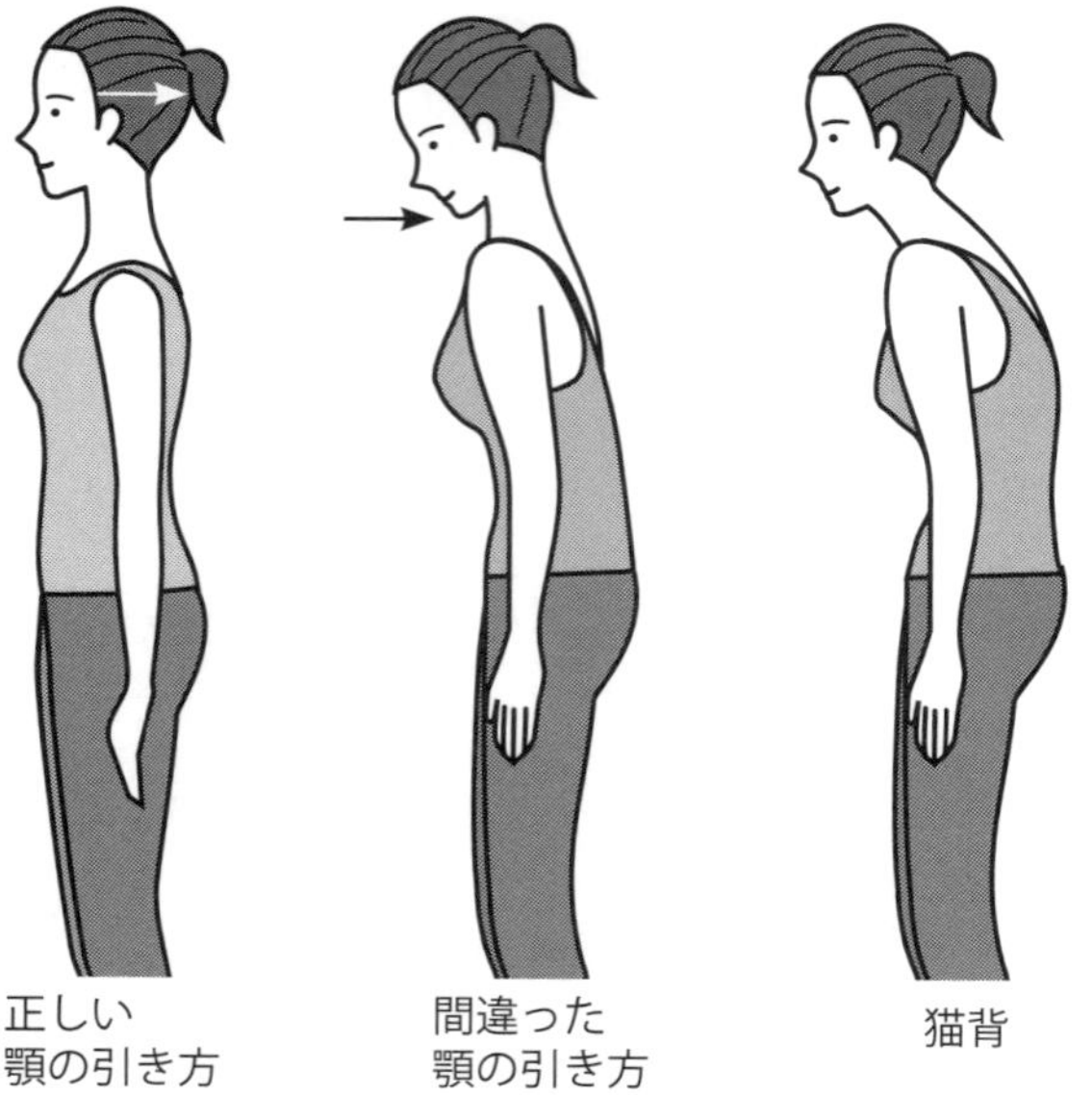

正しい
顎の引き方

間違った
顎の引き方

猫背

「顎を引け」という言葉は、顎の先端だけを引き付けるのではなくて、首全体を後ろに引くという意味だったのです。

顎を引いた正しい姿勢になると、首や肩の筋肉が解放されるので、腕が自由に使えるようになります。それだけではなく、背骨という人体の柱がしっかりとするので、強い力が発揮できるようになります。背中を使っている、という感覚です。

人間が緩んだ泥の上では上手に歩いたり、走ったりできないのと同じで、背骨がしっかりしていないと、腕も力を発揮できないのです。

このことが実際に活用できる例として、私が携わっている介護の現場があります。

正しい姿勢は、介護の現場で役立つ

お年寄りの身体を支える時、介護者の身体がしっかりとしていたほうがよいことは、誰にでも分かります。しかし、人ひとりを支えるのですから、ただ筋力が強いというだけでは難しいものがあります。

お年寄りが突然バランスを崩し、倒れそうになった時、介助者がそれを支える場面を思い浮かべてください。イメージがわかなければ、伸ばした腕に、いきなり数十キロの重りが乗るイメージをしてください。体勢を崩しながら、腰を屈めて受け止めるはずです。

この場面で、介護者の姿勢が悪いと、お年寄りを支えた腕に背骨が引きずられてしまい、介護者もバランスを崩してしまいます。介護者は転ばないように頑張るのですが、この時痛めやすいのが背中や腰です。

そこで、介護者が正しい姿勢ができていると、背骨という柱が強い状態なので、お年寄りを支えた腕に背骨が引きずられることなくいられます。むしろ、背中全体の力が腕に伝わり、また自分に掛かったお年寄りの体重も、脚の骨格を通して地面に逃がせるので、体勢を大きく崩すことなく、しっかりと支えられます。腕だけではなく、全身で対応できているのです。

このように、正しい姿勢をしていると、強い背骨がつくられるので、腕に重量が掛かっても、どこか一箇所に負担をかけずに、強い力が出せるのです。

介護の現場だけではなく、日常生活においても、例えば重い荷物を持つ時などにおいて、正しい姿勢の効果は発揮されます。左右の肩甲骨をさげることと、股関節を張ることを意識していると、背骨が大きく歪むことがないので、腰も背中もとても楽です。

この時、片手で荷物を提げるとしても、両方ともの肩甲骨をさげるのがポイントです。

片手で荷物を持ったり、片方の肩にバッグを掛けたりする時に、荷物のある側の肩だけをあげている姿をよく見ます。荷物の重さに負けないように、肩をすくませるようにして抵抗しているのです。しかし、それではすくませている側の肩や首の筋肉を緊張させてしまい、姿勢を歪ませてしまう原因になってしまいます。

荷物を持つには、肩をあげるのではなく、肩をさげること。それも両肩同時にさげなければならないのです。これが身体に負担をかけない方法です。

正しい姿勢をつくるトレーニング

正しい姿勢を繰り返すだけ

トレーニングといっても、特別なことはしません。すでに説明した正しい姿勢のつくり方を繰り返し行い、普段から意識できるようにするだけです。

最初は、正しい姿勢ができていることを確認するために、壁を背にして行うのがよいでしょう。正しい姿勢ができていると、踵、臀部、背中、後頭部の4点が自然に壁に付きます。自然にできない場合は、股関節の前面を引き伸ばす意識と、肩甲骨をさげる意識をしながら、4点を壁に密着させるようにします。続けている内に、正しい姿勢をつくる筋肉が目覚めてきて、コツが分かるようになります。

4点を壁に密着させて3〜5秒静止、一呼吸おいてもう一度静止。これを10回1セットとし、3セット行います。1日2回行うと効果的です。

注意することは、お尻を壁に付けようとして腰を反らせないこと。正しい姿勢は、腰を反らせる力は要りません。また、後頭部を壁に付けるために上を向かないようにしてください。壁に付くのは、頭頂部ではなく、後頭部です。首全体を後ろに引いた、正しい顎の引き方をしてください。

はじめは正確に行うために壁を使いますが、慣れると背中に何もない状態でもできるようになります。

この運動をするだけでも、腰痛の改善の他、次のような効果が期待できますから、是非試してみてください。

・身体の軸をつくる（物を持っても体に歪みがこない）
・正しい歩き方になる（長時間歩いても疲れない）
・呼吸がゆったりと深くなる
・血圧がさがる
・内臓の血液循環が促進される
・整腸作用が促進される
・腰痛や膝痛の軽減と予防
・骨盤底筋群を鍛えられる（尿漏れ、尿失禁、内臓下垂などに有効）

うんこ我慢の姿勢が、なぜ「骨盤底筋群」に効くのか？

骨盤底筋群が緩むと、尿漏れ、失禁の原因に

先ほど説明した正しい姿勢のつくり方の中で、「うんこ我慢の姿勢」というコツについてお話ししました。このコツを繰り返すと、姿勢が正しくなることはもちろん、女性や中高年のお悩みを解決する大きな手助けとなることは間違いありません。

うんこ我慢の姿勢が解決する女性や中高年のお悩みとは？ それは、尿漏れや尿失禁、内臓下垂などです。

尿漏れや便失禁など、骨盤の中に入っている臓器に関わる不調のほとんどは、骨盤底筋群が弱ることからきています。他にも、子宮下垂や子宮脱、直腸脱も、これに関わります。

骨盤底筋群とは、その名のごとく骨盤の底、つまり胴体の最も下で内臓を下から支える筋肉です。骨盤の底には、ハンモックのような筋肉がいくつも組み合わさっています。その隙間に、肛門や尿道、加えて女性なら膣があります。

骨盤底筋群が緩んでしまうと、尿漏れ、便失禁などにつながります。

骨盤底筋群　図は女性の骨盤を上から見たもの

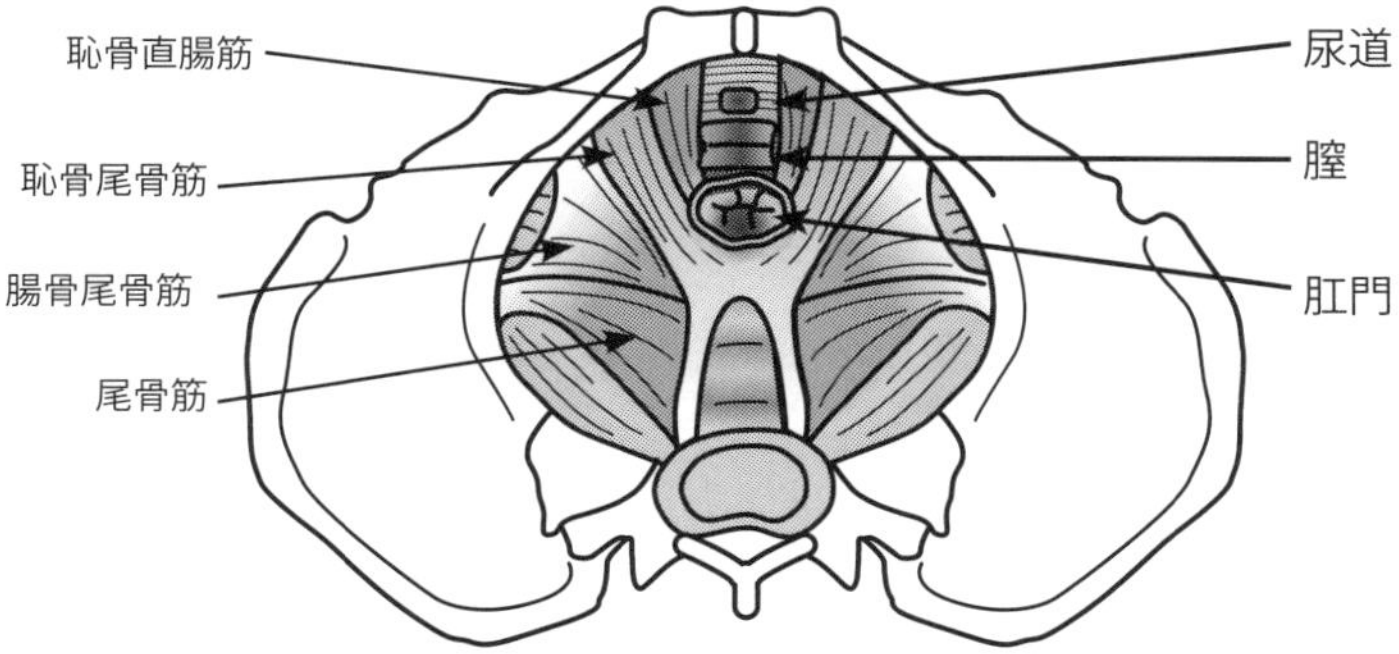

さらに、猫背など、姿勢が崩れていて、内臓を支える筋肉の力が衰えてしまうと、内臓が全体的に下垂し、圧迫されることになります。すると、血液の循環が悪くなり、様々な身体的不都合を呼び寄せてしまいます。

例えば、上の内臓から圧迫を受けた腸は、便の通りを悪くし、便秘症状を招きます。生殖器が正常な位置に保たれていなければ、女性ホルモンの働きも乱れてしまいます。

この状態で、骨盤の底の筋肉である骨盤底筋群が緩んでしまっていると、上からの圧力に耐えきれず、ハンモックの隙間にある臓器（子宮や直腸）が外に押し出されてしまう恐れがあるのです。

うんこ我慢の姿勢は、骨盤底筋群を締める

さて、皆さんが大便を我慢する時、腰はどうしていますか？　反らすでしょうか、それとも丸めるでしょうか？　腰を反らせて我慢する人はいないかと思います。なぜなら、腰を反らせると骨盤底筋群が緩んでしまうからです。

我慢する時は、腰を丸めるはずです。さらに言うなら、お尻を締めて、負け犬が尻尾を丸める姿勢になるかと思います。この時、骨盤底筋群は締まります。

実際に、骨盤の形状にも変化があります。

腰を反らせると、骨盤の上側、つまり左右の腸骨の間の距離が閉じるように動きます。同時に、骨盤の下側、つまり左右の坐骨の距離が開きます。

うんこ我慢の姿勢をすると、先ほどとは反対の動きになります。すなわち、骨盤の上側は開き、骨盤の下側は閉じるのです。

ですからこの姿勢を稽古、日常化することにより骨盤底筋群の衰えを防ぎ健康へと導く鍵の一つとなるのです。逆に、ハイヒールをいつも履いているなど、腰の反りを助長することは、骨盤底筋群を緩め、今見てきたような様々な不調を招きやすくなるので、気を付けなければなりません。

うんこ我慢の姿勢は、脚の筋肉を目覚めさせる

歩行と健康寿命

「速く歩くことができる人は、健康寿命が長い」といわれます。高齢者の歩く速度と転倒の因果関係ははっきりしています。

速く歩けるということは、足の回転が速いか、一歩の歩幅が広いということです。どちらか一方である場合もあれば、その両方である場合もあります。

いずれにせよ、速く歩くには、脚の筋肉が重要なのは言うまでもありません。ところが、下半身の筋肉は上半身に比べて衰えやすいものです。何もしないでいると、筋肉は20歳を過ぎてから徐々に落ちていきます。しかし、運動を継続していくことで30歳を過ぎても上向いていきます。90歳でも３％の増加が認められるとの報告もあるほどです。

下半身の筋肉を維持できるかどうかは、運動習慣に関わってくるのですが、正しい姿勢ができていないと、早晩身体のどこかを痛めて、歩くのが難しくなってしまうでしょう。正しい姿勢を意識しながら、習慣的に運動をし、脚を鍛えましょう。

歩く時は、歩幅を大きくすることと、早歩きが重要です。

早歩きは、筋肉量の減少を防ぐ効果があります。

また、歩幅の理想は、身長×０・４５とされておりますから、実行してみてください。思ったよりも広く感じるのではないでしょうか。

歩幅が大きくなれば、脚の筋肉の収縮と弛緩が大きくなります。それはつまり、筋肉の伸び縮みの幅が大きいということです。筋肉は使えば強くなるわけですが、大きく動かすことで柔らかくなります。

筋肉が柔らかくなると、血管も柔軟に維持できますし、筋肉の収縮・弛緩で血流が促される「ミルキング・アクション」が活発になります。とくに、歩幅を大きくすると第二の心臓とも呼ばれるふくらはぎがよく動きます。

血液の流れが良くなるということは、全身に酸素と栄養が行き渡ることを意味しますので、代謝も良くなります。

さて、脚を鍛えるというと、太ももの前側の筋肉や、ふくらはぎの筋肉を鍛えることを想像しがちですが、それよりも先決なのは、股関節の周囲の筋肉を鍛えることです。

股関節周囲の筋肉として代表的なのは、腸腰筋《ちょうようきん》、ハムストリング、内転筋です。これらの筋肉は、立ったり、歩いたりする際にとても重要な役割をします。

これらの股関節周囲の筋肉は、正しい姿勢に深く関係していて、とくに「うんこ我慢の姿勢」によって筋肉がうまく使えるようになります。

ここでは、股関節周囲の筋肉について、順に説明していきます。

腸腰筋

腸腰筋とは、大腰筋と小腰筋、さらに腸骨筋を合わせた筋肉です。胸椎の下の方と骨盤の内側の壁から始まり、大腿骨に付いているので、外からはほとんど触れることができず、意識もしにくい筋肉です。一般的に、黒人の大腰筋は、白人のそれよりも3倍もの太さを持っていると言われているように、人種によっても違います。

さて、「太ももを持ちあげる時に使う筋肉は？」と質問すれば、多くの人が「腹筋」あるいは「太ももの前の筋肉（大腿四頭筋）」と答えるのでしょう。しかしその答えは間違っています。一番大きな働きをするのが腸腰筋なのです。腸腰筋が腹筋や太ももの筋肉と連携をとって股関節を曲げるのです。

この筋肉は、後に紹介するハムストリングの拮抗筋です。拮抗筋とは、一方が収縮する時は、もう一方は弛緩する、というように、組み合わせで骨格を動かす筋肉です。両方があってはじめて、動きはバランスがとれます。

・腸腰筋の役割

1．背骨と骨盤、太ももをつなぐ筋肉で、背骨と骨盤を正しい位置に保つ。
2．股関節を曲げる、つまり太ももとお腹を近づける動作を助ける。
3．正しい姿勢を維持する。
4．内臓を正しい位置で支える。
5．自律神経とも関係があり、働きを正常なものにする。

・腸腰筋が衰えると、膝があがらなくなる

腸腰筋は、背骨と骨盤をつないでいて、腰椎の前弯を支えています。ですから、この筋肉の働きが悪くなると、骨盤が正しい位置や角度に安定しなくなります。骨盤が前に倒れると、腰椎の前弯が潰れた腰を反った姿勢になります。

あるいは、骨盤が後ろに仰向きすぎると、前弯しているべき腰椎が後ろに丸くなってしまいます。

どちらの場合でも、内臓が下垂するため、下腹が出た状態になります。

また、すでに述べたように、腸腰筋は膝をあげる筋肉です。これが衰えれば、当然、歩行にも影響します。わずかの段差でも、つまずいて転倒しやすくなるのです。高齢者の転倒の原因の１つが、腸腰筋やハムストリングの衰えからくるものなのです。

他にも、腰の痛みにも関係していることがあります。腸腰筋が衰えると、骨盤が安定せず、前に倒れようとする身体を腰の筋肉で支えなければならないからです。

腸腰筋

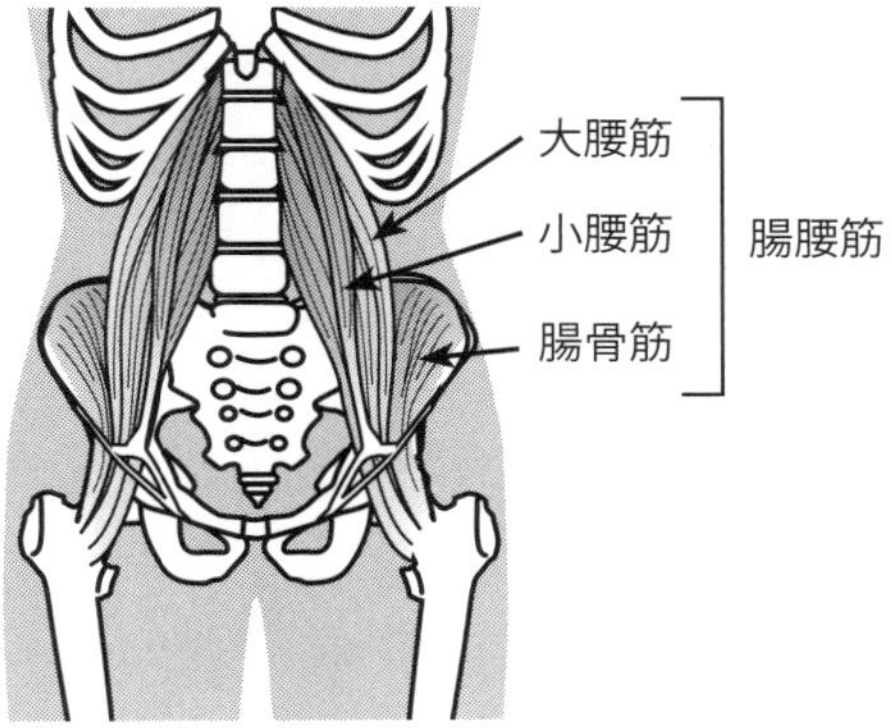

ハムストリングス

ハムストリングスは太ももの後ろ側にある筋肉で、腸腰筋の拮抗筋です。大腿二頭筋、半腱様筋、半膜様筋からなる筋群です。

膝を曲げる時や股関節の伸展に作用し、お尻の筋肉とともに働いて、大腿骨を後ろに強く引く働きがあります。

この筋肉は、色々なスポーツで重要な役割を担っていて、姿勢を正しくすることでうまく使えるようになります。

・ハムストリングスの役割

1．骨盤の前傾を防ぐ（反り腰を防ぐ）。
2．1にともない上半身を上に伸ばす働きがある。
3．足首を動かす下腿三頭筋や前脛骨筋に影響を与え、全身の血液循環を良くする。

・ハムストリングスが衰えると腸腰筋も衰える

ハムストリングスの筋肉の働きが悪くなると、腸腰筋の衰えと、まったく同じことが起きます。つまり、骨盤や内臓の位置が保てなくなり、身体も動きにくくなります。

ハムストリングスと腸腰筋は、拮抗筋の関係にあり、互いに影響し合いますから、どちらかが硬くなれば、もう一方も硬くなります。

歩幅を大きくして歩くことで、ハムストリングスも腸腰筋もよく動くので、柔らかく保つことができます。

ハムストリングス

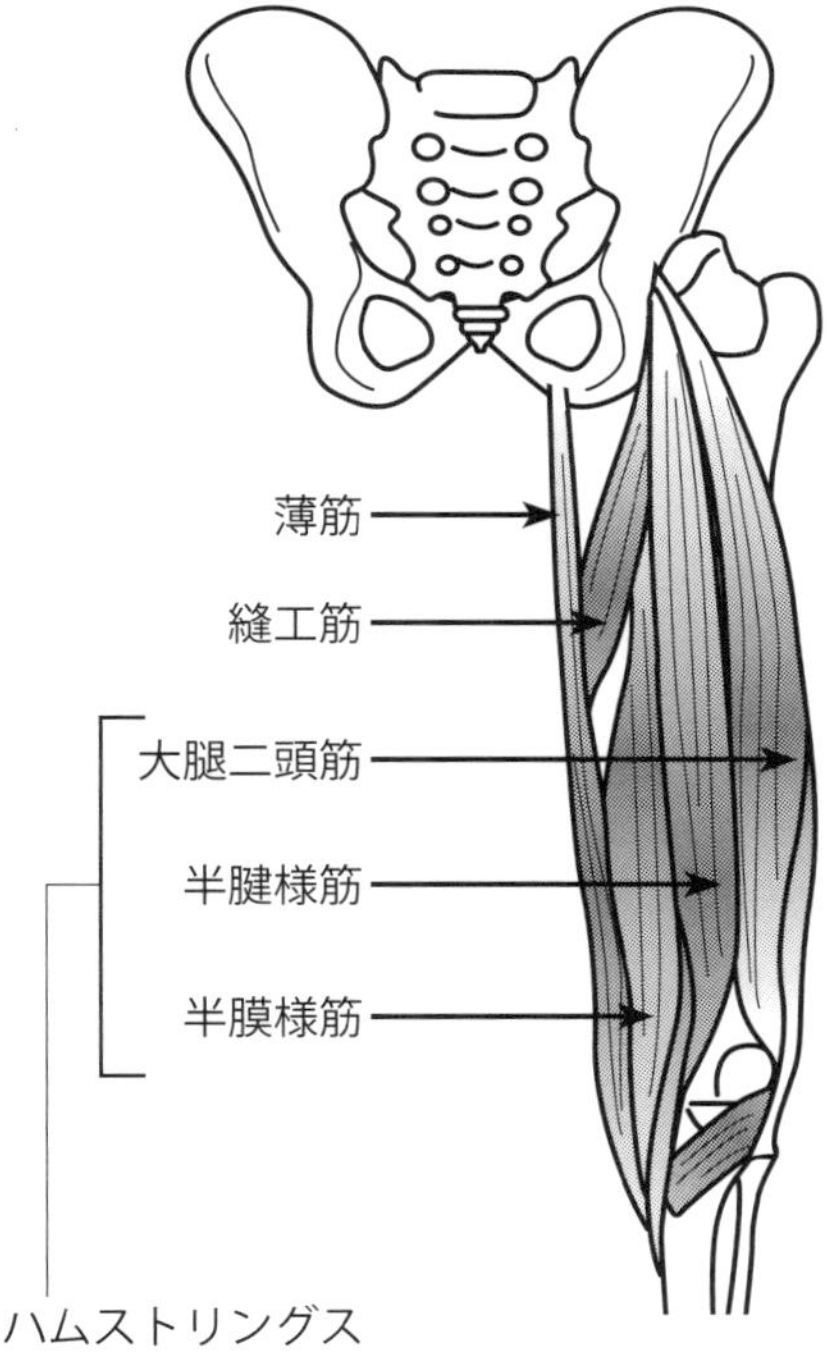

内転筋

内転筋とは、太ももの内側にある、長内転筋や恥骨筋、薄筋などを含む筋肉群です。脚を内側に回す、膝を内側に寄せるといった働きをします。

内転筋の拮抗筋が、大腿筋膜張筋《だいたいきんまくちょうきん》と大腿四頭筋で、脚を外に回す働きをします。

これらの筋肉が拮抗して膝を安定させる他、歩行時に前に出した足をどちらに向けるかという、舟でいう舵の役割をします。

・内転筋の役割

1. 体重を外に流さないようにする。
2. 外側へ向ける筋肉と拮抗して膝を安定させる

・内転筋が衰えるとO脚になる

公衆浴場へ行った時などに、高齢者の太ももの内側の筋肉がなくなり、窪んでいるのを眼にした人は多いと思います。「歳をとると、このようになるものなのだろう」と多くの人が思っているでしょう。

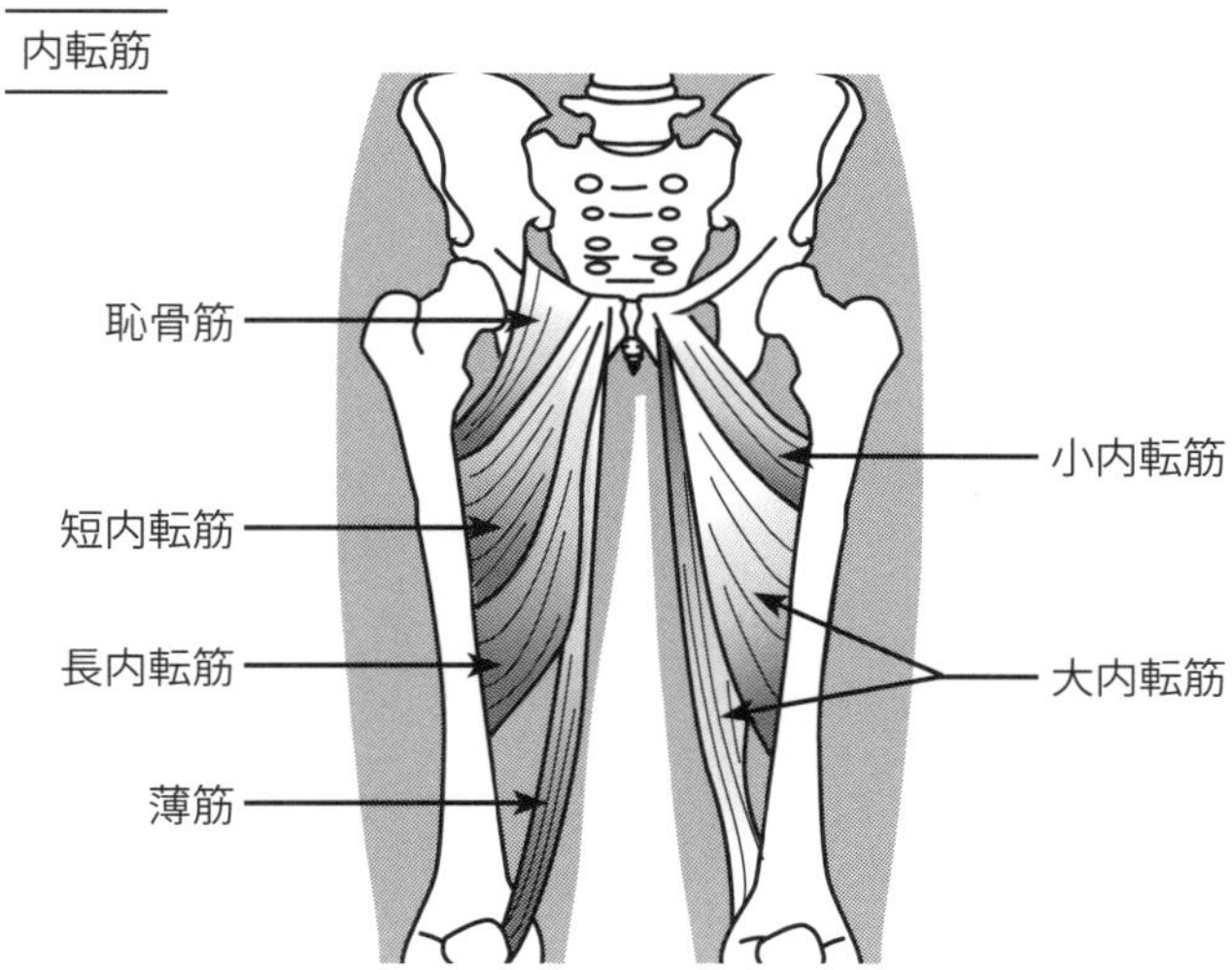

この窪んだ部分は、内転筋があった部分です。内転筋は、普段意識して使わない筋肉なので、鍛えるという意識がされにくく、衰えやすい筋肉です。

内転筋が衰えると、膝を内側に引き付ける力が弱くなるので、体重が足の外側に流れやすくなります。靴のかかとの外ばかりが減ってしまう人は要注意です。その状態が続くと膝の間が開いていき、O脚になります。

また、歩行時や運動時に下半身を安定させられず、膝を痛める原因になります。

膝の痛い人は、内転筋を鍛えることにより、痛みを軽減したり、ほとんどなくすことができます。

O脚を防ぐ、あるいは改善するためには、歩く時に体重を親指側に乗せるように意識する必要があります。そのためには、内ももを意識して膝を内に寄せると良いと勧められるわけですが、それよりも正しく「うんこ我慢の姿勢」をすることをお勧めします。正しくこれができていると、内ももを意識をしなくても内転筋が働くため、自然に親指の方に体重が乗ります。

そして、つま先の角度ですが、内側に入りすぎても、外側に向きすぎてもいけません。つま先を内側に向けすぎると、太ももの外側の筋肉が弱くなります。外側に向けすぎると、内側の筋肉が弱くなります。

つま先を真っ直ぐ前に向けて歩くことにより、バランスよく内外の筋肉が働くのです。たかが足の角度一つと思われるかもしれませんが、地面との接点は足の裏の狭い部分だけですから、その大切さは推して知るべしです。

足腰を鍛えることは、老化を遅らせることに役立ちますが、間違った努力をしてしまうと、却って身体を痛めてしまいかねません。まずは、正しい姿勢をつくることから始めてください。

「脳トレ」もいいけど、運動も忘れずに

脳の健康には、運動が必要

認知症予防に良いと言われる「脳トレ」。何もしないでボーとしているよりは良いとは思いますが、姿勢を正しくすること、延いては身体を大切にすることを疎かにしていては、本末転倒です。身体を動かすことが脳にも良いことは、多くの見識者たちが認めるところです。

脳の健康といえば、認知症を心配している人は多いでしょう。「どんな病気よりも嫌だ」と言う人も少なくありません。その心配を逆手に取った様々な業者が専門家をお金で雇い、「これを買ったらよい、あれを買ったらよい」と宣伝に余念がありません。

認知症の防止に関する大きな要因としては、食事、運動（姿勢を含む）、生活環境がありますが、一番自分で心がけるべきことは運動でしょう。

一次産業に従事している方が一番認知症になりにくいといわれているのは、常に肉体労働をして筋肉を使っているからだと思われます。米国ボストン大学の調査でも「中年期の

運動能力が低いと歳をとった時に脳の萎縮が起こりやすくなり、逆に中年期に運動するようにすると高齢になってからの脳の萎縮や認知能力の低下を防ぐことができる」と結論付けております。

運動をすれば血の巡りが良くなる上に、手足などの末端を含む全身の神経が活発に脳と情報をやりとりするのですから、脳が活性化して当然と言えば当然です。むしろ、頭だけを使っていれば、脳が健康になるという方が、よく考えれば妙な話です。

あとは、できるだけインスタント食品やコンビニエンス・ストアの食品を摂らないこと、チェーン系の飲食店を避けることなど、添加物の摂取に気を付けるのも、認知症の予防には良いだろうと私は考えています。

また、慢性病である高血圧やコレステロールの薬も、低い数値のうちに服薬することを考え直してみては、と思います。自分で色々調べるのが一番です。納得できますから。

正しい姿勢を保つのに、筋肉モリモリになる必要はない

筋トレについては、何も筋肉モリモリになれとは言っておりません。正しい姿勢と動きができる最低限の筋肉は維持しなければならないと言っているのです。

ある程度の年齢になると「仕事で忙しい」、「付き合いがある」、など色々な理由で身体を動かすことが少なくなります。仕事も落ち着いた年齢になると、「膝が痛い」、「腰が痛い」「○○で調子が悪い」と筋肉を動かすことから遠ざかっていきます。

どこかが痛いと動くのが億劫になります。痛いのですから当たり前です。でも動かなければ関節を支えている筋肉は弱ってしまい、さらなる負担を関節に与えてしまいます。「動かなければ筋力が弱り、さらに動けなくなる。しかし動くと痛い」というジレンマに陥ります。

このジレンマに陥るきっかけとしてよくあるのが、病気や怪我で入院し、長期間にわたって日常生活が制限されてしまうことです。1週間入院してベッドで寝たきりになると、筋肉の30%を失うといわれています。リハビリで筋肉を付け直すのは苦しいのですが、この時、役に立つのは「必ず復活する」という意思です。この意思を持って小さな努力を積み重ねさえすれば、道は開けると思います。

もちろん、入院しないで済むならそれに越したことはなく、歳をとるほど運動の習慣が大切になります。筋肉量が増えれば病気になりにくい身体をつくることができ、基礎代謝もあがります。代謝が良くなれば体温もあがり、免疫力もあがるのです。がん細胞は42度で死滅することが明らかになっていますから、がんの予防にもなります。

さらに、東大の石井直方教授が発表したところによると、筋肉を使うと成長ホルモンの一つである「マイオカイン」という生物活性ホルモン、つまり若返りホルモンが出るとのことです。マイオカインが出ると、血圧・コレステロール値や血糖値もさがる他、脳も活性化されるようです。

他にも筋肉からは100種類以上の生物活性ホルモンが出ている他、運動により海馬(記憶を司る部分で、この部分が小さくなると短期記憶ができなくなる)の容積も増え、空間認識も改善したという報告もあるというのです。

ここまで良いことがあるのだから、筋肉を使わないというのはもったいないという気がします。動かずに色々な商品や薬に頼るのではなく、自分の身体を利用して健康になるのですから、これほど良いことはありません。

第3章の最後に、正しい姿勢によって得られる利点を列挙しておきましょう。これらは、第2章の最後に挙げた悪い姿勢の悪影響の一覧と対を成すものです。

1. 全身のバランスが保たれ、一部の筋肉に無理がかからないため、こりをつくらない。

2. 血流などの体内の液体の流通を妨げず、速やかにする。

3. 神経を圧迫することがなく、自律神経の安定を助ける。

4. 立ち方を安定させ、関節の可動域を正常化するなど、運動機能を向上させる。また、身体に無理がかからないため、疲れにくい。

5. 姿勢の歪みから内臓に余計な圧迫をかけないため、内臓本来の働きを助ける。疲れにくくなる。

6. 精神的に向上心が持て、前向きになりやすい。

第4章 悪い姿勢に由来する身体の不調

——姿勢から考察する原因と解決法

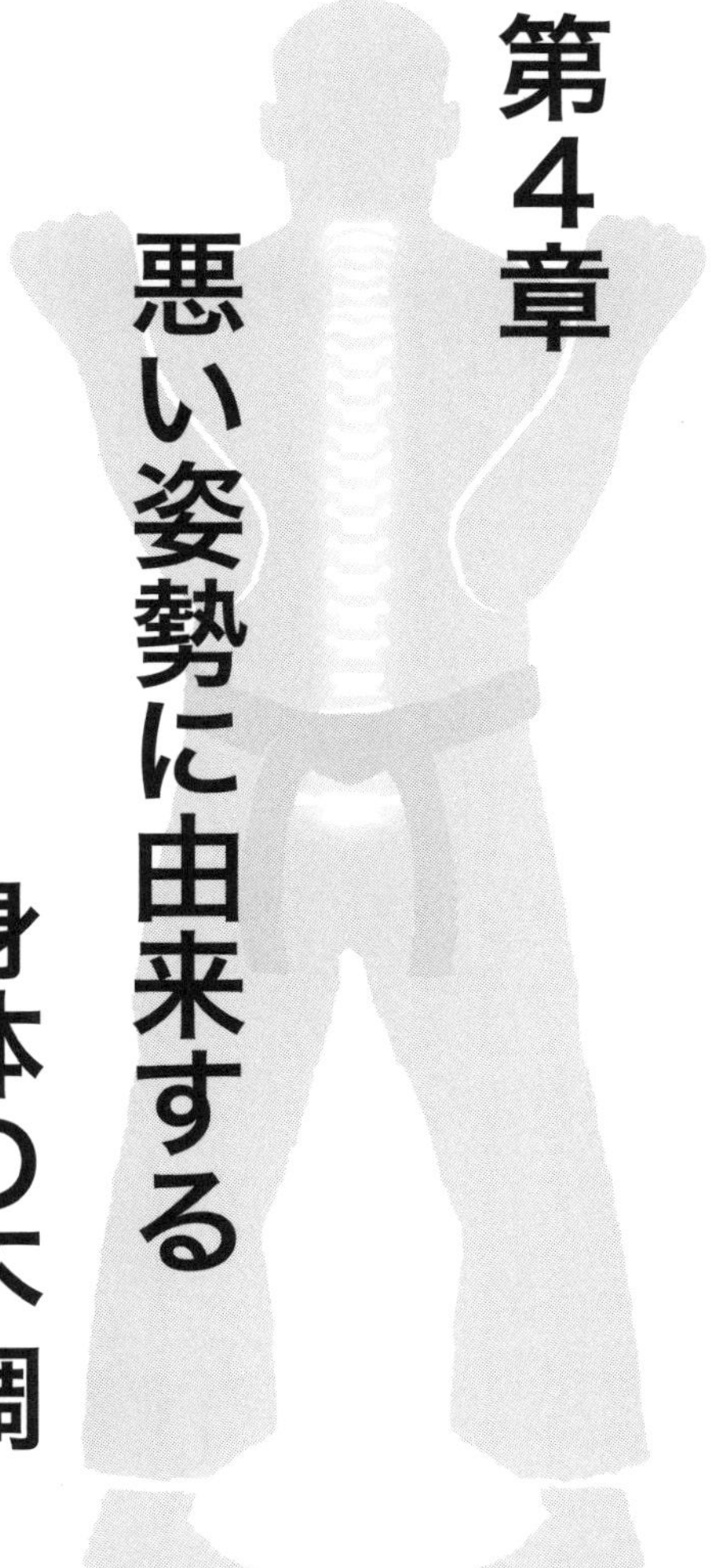

頭痛

頭痛の理由は1つではない

3000万人いるとされる頭痛人口。頭痛には3つの種類があり、1つ目は約7~8割を占める「緊張性頭痛」、2つ目は約2割を占める「偏頭痛」、3つ目が「群発性頭痛」です。群発性頭痛はとても少なく、殆どが緊張性頭痛か偏頭痛の2タイプで99%を占めております。

頭痛人口の約7~8割、つまり2200万人を苦しめている緊張性頭痛の多くは、肩甲骨から首にかけての筋肉の緊張と循環障害からくるものです。

一般には頭半棘筋という首の後ろにある筋肉の緊張が、その下を通っている大後頭神経という神経を圧迫して頭痛を起こしていると考えられています。

偏頭痛は血管性頭痛とも呼ばれます。脈拍にあわせてズキズキと痛み、吐き気を催すことがあるのが特徴で、多くの場合痛みが左右どちらかに偏ります。

症状は月に1度か2度くらい発作的に現れ、72時間以内におさまるのが普通です。

頭の血管が拡張し、痛みを感じる神経の末端を引っ張ることによって起こると考えられており、筋肉の緊張が原因ではありません。20代から40代の女性に多いこと、妊娠している間は頭痛が止まることが多いことから、卵巣ホルモンや生理と関係しているのではないかと考えられています。

偏頭痛は、食べ物や睡眠、環境にも大きく左右されるものですから、どのようなものを食べると起きやすいか、睡眠のとり方、どのような環境で起きやすいかを考慮して生活しなければなりません。

同じ頭痛でも緊張性の頭痛なら温めることで緊張を和らげられますが、偏頭痛では温めてはいけません。偏頭痛の場合は血管をさらに拡張させてしまうからです。

最近、これらの症状とは別に「第三の頭痛」と言われるものが登場して、その勢いを増しています。これは耳の後ろから痛みがはじまり縦に痛みが動くという特徴があります。病名は「大後頭神経痛」です。この神経は顔の神経である三叉神経とつながっているので「大後頭神経三叉神経複合体」と呼ばれるため眼の奥が痛くなることもあります。

頭を支える首の緊張が共通の要因

緊張性の頭痛については、ほとんどの場合、姿勢の悪化であると言えます。もちろん腰が出発点の時もありますし、膝が出発点の時もあります。

この頭痛は低年齢化しており、これはパソコンやスマートフォンに関わる時間に比例していると言われております。以前であれば小学生の肩こりなど聞いたこともないし、頭痛もなかったと思います。

いずれにしても画面を見るために猫背になることと、首が前に固定されることが問題になります。

スイカほどの重さもある頭は、本来首の上に載っているものです。その重さが肩から前にずれた位置にあると、それを支えるために本来は緊張する必要がない筋肉に緊張状態が続くために、あらゆる筋肉は硬直し血管や神経を圧迫してしまうのです。とくに首には太い血管や神経が通っているため、その影響は大きくなるのです。

ひどくなると負担を強いられ続けた血管が、ちょっとした刺激で傷ついたり、裂けたりするので、脳梗塞やくも膜下出血の可能性も高くなります。転倒など物理的な強い刺激だけでなく、急激な温度差により血管が破裂することもあります。

若いから自分には関係がないと思いがちですが、姿勢は習慣化されるものですし、年齢を重ねるとその癖が顕著になる場合が多く見受けられます。ですから若いうちから気を付けなければなりません。

耳鳴り

精神を病むほどの耳鳴り

「キーン」という音。「ガンガン」という音。鈴虫の鳴き声のような音。頭の中で鐘が鳴るような音。耳鳴りは人それぞれで感じ方も違います。なかには「ずっと虫の声が聞こえていると思っていたけど、冬になっても聞こえているので初めてそれが耳鳴りだと分かった」という方もいます。

耳鳴りが原因で自殺未遂をした方を、私は実際に知っています。その方は70代前半の男性で、服薬（多量の睡眠薬）と手首を切る自殺未遂をしました。

よくよく話を聞くと、耳鳴りがひどく眠ることができない日が続き、病院で点滴を打ってもらっても効果がないためノイローゼになり、事に及んだようです。その方と会う以前は、私は「たかが耳鳴りぐらいで死ぬことはないだろう。恐らく何か別の問題で死のうとしていたのだろう」としか考えておりませんでしたが、考えを改めました。

他にも、自殺までは行かないまでも、何度も救急車で運ばれるほどにひどいという女性もいます。

耳鳴りの原因については、耳鼻科ではほぼ「原因不明」で「一生付き合っていかなければならない」と言われる人はたくさんいます。

首を緩めれば、高齢でも改善の可能性がある

耳鳴りは脳への血流異常から起こることが多く、めまいも同じ原因であることが多いです。

首や肩を前に出している時間が長い場合、肩甲骨は上に固定されてしまいがちです。上に固定されるということは可動域が狭く肩甲骨につながっている筋肉も緊張を余儀なくされている状態であるということです。肩甲骨からつながる筋肉は、18〜19肋骨や上腕骨、首など、ありとあらゆるところとつながっています。特に首から頭にかけての筋肉は影響を受けやすいため頭部への影響も大きいと言わざるを得ません。

デイサービスでの経験から言わせてもらえば、高齢になってからのものは血行障害が多いように思われます。なぜなら色々な方法で肩甲骨から首への筋肉を柔軟にしてあげると、少なくとも音が半分以下になることが多いからです。

私が約10年にわたり身体に触っている方は累計4万人ほど、耳鳴りのしている方だけでも50人以上看ておりますが、3割は両耳とも耳鳴りが改善しました。ただ、風邪などをひくと少し戻ってしまうようです。他6割は片耳だけが改善し、もう一方の耳は3割ほど残るという状態です。あと1割は様々です。ともかく少なくとも軽減できるのですから、薬に頼る前に、血流を妨げている首の筋肉の緊張を解く方法を試すことをお勧めします。

めまい、メニエール病

最初に疑うべきなのは、首の血行不良

めまいがするからと病院へいくと、耳鼻科医に「メニエール症候群ですね」と診断されることがあります。そのような場合、ほとんどの医師は、薬や静脈注射、あるいは点滴でめまいを一時的に抑えようとします。たとえば、天井が回るような大きなめまいがして救急車で運ばれても、メイロンという薬を静脈注射をすれば一時的に治ります。

あるいはメニエール病は内耳のリンパ腫のほか、内耳内にリンパ液が溜まりすぎているために起きる疾患だと考えられているため、イソバイドという脱水剤を処方されるケースも少なくありません。

私の経験上、「耳鳴りがする」「めまいがする」「左右どちらかを見ることができない。見るとめまいがする」と訴える高齢者を何人も看てきましたが、耳鳴りを楽にするための方法と同じように首の筋肉を緩めることで、メニエールだとドクターに言われていた方でも、いつの間にか改善されていた方は幾人もおります。

めまいが起きたら、病院へ行く前に、肩甲骨周囲や首から頭にかけての硬直を疑うべきでしょう。とくに高齢者はそうするべきです。

肩こりや頭痛もなく姿勢に問題がなければ、筋肉の緊張からくるものではないのかもしれませんから、医師の指示を仰ぐべきだと思います。

メニエールは単なる耳鳴りやめまいとは違い、安易に考えるべきではないとは思いますが、姿勢に気を付けることで肩甲骨周囲から首にかけて筋肉の柔軟性を維持すること、あるいは肩甲骨を動かす、または温めて柔軟にすることなど色々と試しても良いと思います。血行が悪くなると知覚神経や運動神経・三半規管等の代謝は低下しますから、状態が悪くなるのは間違いありません。

もちろん、医師の治療を受けながらでも、姿勢を正すこと、温めるなどで首を緩めることは実行できます。正しい姿勢が習慣になれば、いつのまにか病院に通う必要もなくなるかもしれません。

眼のかすみ、疲れ眼

首の過緊張が自律神経に悪影響をもたらす

首の緊張は、耳だけでなく、眼にも大きな影響を与えます。私のデイサービスを利用されている男性も「遠くの時計が霞んで見えるし、近くのものでも二重に見える」と話しておりましたが、首の筋肉を緩めることで「普通に見えるようになった」と喜ばれておりました。良好さを持続できた期間は、初めは1日程でしたが、2～3回繰り返しているうちに、持続期間は2日、３日と伸びていきました。

首の筋肉が硬いことで、自律神経により悪影響があります。自律神経が失調すると、涙がコントロールできなくなる他、「瞳孔拡大」という症状が出現します。

瞳孔は、交感神経が優位になると開き、副交感神経が優位になると閉じるというメカニズムを持っています。ところが、首の筋肉の異常により副交感神経が上手く働かなくなると、瞳孔が開きっぱなしの状態になるのです。この状態では、眼に入る光の量が多くなるため、常にまぶしさを感じてしまいます。

先に紹介した「遠くの時計が霞んで見えるし、近くのものでも二重に見えている」という方も、首の筋肉を緩めることによって視覚が変わったということは、筋肉の緊張が悪さをしていたことになります。

人間が外から得る情報の8割は眼からであると言われております。さらに、現代社会では、遠くを見ることもなく、パソコンやゲーム、スマートフォンと、うつむいた姿勢ばかりする時代になってしまいました。どんどん道具に頼り、眼を酷使していかざるを得ない社会に生きるのですから、せめて正しい姿勢でいたいものです。

これから先、このような環境で悪い姿勢の低年齢化は進む一方でしょう。ですから自らを改めようとする人が意識して改善していくしかありません。

顎関節症

猫背は顎に負担をかける

何といっても顎関節症の一番の原因は猫背にあると思われます。猫背になると顎先は前方に引っ張られるような力が加わり続けます。それを支えるために顎関節を支える筋肉、とくに側頭筋には強い負担がかかります。

自動車の運転、パソコン、スマートフォン、他にも寝ながら物を食べる、横向きでテレビを見る、高すぎる枕、電話の受話器を肩と顎で挟む、歯ぎしり、片噛みなども顎関節症を促します。

ここで一つ実験をしてみましょう。

まず、正しい姿勢（とくに正しく顎を引けているかに気を付けて）で、歯の噛みあわせを確認してください。そして、顎だけを前後左右に動かして、問題なく動くことを確認してください。

次に、歯を食いしばらないように顎の力を抜いて、上を向いてみてください。多くの人は、下の歯が後にズレるでしょう。顎だけを前後左右に動かしてみると、顎を前に突き出す動きが難しく、左右も動きにくいはずです。これは、顎の下の筋肉が引っ張られているからです。

次に、同じように顎の力を抜いて、顔を前に突き出してください。今度は、下の歯が前にズレて、いわゆる「受け口」になります。

これが姿勢と顎の関係を示している一例です。猫背のような悪い姿勢が続くと、首の後ろの筋肉や背中の筋肉に負担がかかり、頭痛や顎のだるさ、痛みなどの原因となります。

顎の筋肉に左右差が出ることで、首の筋肉を緊張させることもあります。

顎の重さは、下顎だけで約1キロもあり、左右の顎関節と側頭筋などで頭蓋骨から吊られた状態になっています。そのため片噛みや横に寝そべったまま、あるいは頬杖をつく時間が長いことなどで顎の筋肉に左右差ができると、頭蓋骨を支えている首から肩の筋肉が緊張してしまいます。その緊張が原因で頭痛や肩こりを引き起こすのです。

姿勢の歪みを直し、肩や首の筋肉を柔らかく保つことで、頭の位置を変え、悪くなった噛みあわせをリセットすることができるのです。

噛むという行為の大切さ

「よく噛む習慣を続けたところ、認知症で歩けなかった患者さんが歩けるようになり、畑仕事もできるようになった」という事例を聞いたことがあります。噛むという行為はそれだけで記憶を復活させ、思考力や、やる気を起こさせるなど、脳のあらゆる部位を活性化し、認知症の改善にも役立つということです。

食べるということは咀嚼、つまり顎を動かすということです。噛むという行為が脳に刺激を送ると同時に、口内をはじめとするあらゆる機能を働かせます。

また、咀嚼をすることで、唾液が分泌されます。唾液は、食べ物を飲み込みやすくするだけでなく、消化酵素としてデンプンをブドウ糖にしてくれるため、食事を美味しくします。

気を付けなければならないのは、うまみ調味料です。これが大量に入った食品は、噛まなくても美味しいと感じさせます。しかも、脳に強烈な幸福感を与える化学物質ですから、習慣性を与えます。販売する側にとっては、継続的な売り上げにつながるのですから好都合なのですが、あなたの健康にとって好都合かは別の話です。

嚥下困難、誤嚥

首が前に出ていると、飲み込む力が弱まる

嚥下困難《えんげこんなん》とは、飲み込む力が弱く、食事の飲み込みが悪い状態です。私が運営しているデイサービス施設にも、食事の飲み込みが悪い高齢者が随分といます。

喉の中には、空気の通り道である気道と、食べ物の通り道である食道があります。食道は、気管の後ろにつぶれた形で配置されています。普段は、気道の入り口が開き、食道の入り口はわずかに潰れたような形に狭くなっています。

食事を飲み込む時には、喉頭蓋が倒れて気

喉の構造

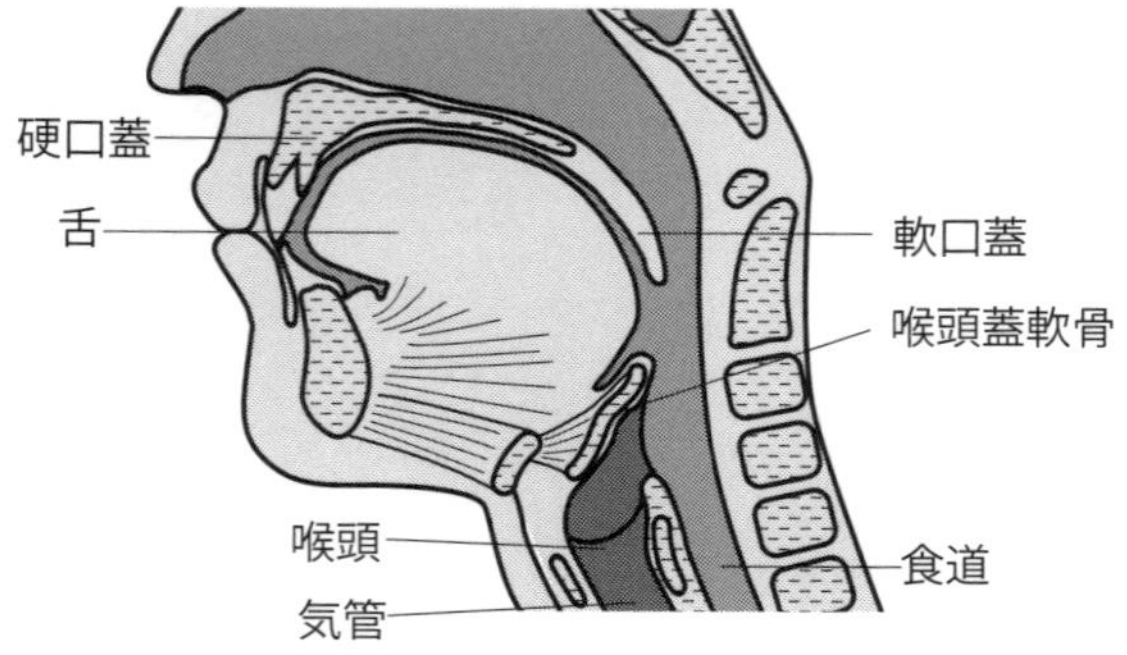

道の入り口を塞ぎ、喉の筋肉が食道の入り口へ食べ物を送り込みます。この喉の働きは、さまざま反射や筋肉が関わって緻密に行われているのです。

首が前方に出て、猫背になっていることにより、喉周辺の筋肉が硬くなると、飲み込む筋肉の動きが制限されてしまいます。

飲み込みが悪い方には、手拭を熱してビニール袋に入れ、火傷をしないように手拭で包んで肋骨や首周囲に当てます。そして、筋肉が柔らかくなった頃を見計らい可動域を広げるようなマッサージをします。

するとほとんどの方の呼吸が楽になり、飲み込みもできるようになります。そうなると食事も美味しくなり、力もついてきますので、どんどん良い方向へと向かいます。

嚥下困難は、高齢になるほど見られますが、悪い姿勢の低年齢化の影響で、若い方でも飲み込みに違和感のある人が増えていることも事実です。食べる楽しみが半減すると色々な意味で、人生に陰りを感じてしまうのは私だけでしょうか。

首の角度で食道への入りやすさが変わる

飲み込む力が弱いと咽《む》せてしまいやすくなり、気管に食物の一部が入ってしまうこともあります。これが誤嚥です。気道の先には肺があり、入ってしまった食べ物が原因になって誤嚥性肺炎になってしまう恐れがあります。

肺炎患者の95%は65歳以上ですが、そのうちの2分の1から3分の1が誤嚥性肺炎によるものとされています。

誤嚥性肺炎は、食事中に咽せた時に限らず、寝ている時に口腔内で繁殖した細菌を誤嚥してしまったことによるものも多いといわれます。

医療では一般的に、歳をとると反射や筋肉が鈍くなって、間違って気道に食べ物が入ってしまうと考えられています。

それも大きな要因の1つですが、姿勢の悪さ、とくに首が前に出ていることによって、気道と食道の形が変わってしまっていることにも、原因があるのだろうと考えています。

つまり、首が前に出ていることで、食道が狭くなるのです。

正しい姿勢が、食道や気管が一番機能しやすい姿勢なのです。

喉に詰まらせやすいもの

高齢者が餅を喉に詰まらせて亡くなった、というニュースが毎年のようにテレビに流れます。私が病院に勤めている時、喉詰まりで助けた方は４人ほど、亡くなった方は２人です。亡くなった方が詰まらせたものは、１人が饅頭、もう１人が海苔です。駆け付けた時には、時すでに遅しという状態でした。

助ける方法としては、掃除機を口の中に突っ込み、吸いあげる方法。あるいは、西洋医学で習うのはハイムリック法といって喉を詰まらせている人の背後から片方の手で拳をつくり、胃袋の辺りに当て、もう一方の手でその拳を補助するように相手を抱えあげるものが代表的です。私の場合、もっと効果的な方法として、ハイムリック法と同じく鳩尾の周囲を圧迫するのですが圧迫の度合いがかなり強い方法を知っているので、その方法を使います。事実、ハイムリック法で助けられなくとも、その方法で助けたことがあります。

詰まらせやすい食べ物には、餅、肉（特に切れていない長くなったもの）、パン、海苔（海苔巻きなどに使われる）など、他に水分をあまり含まないものが挙げられます。

食べるものの他に、高齢になると唾液が出にくくなるという要因はありますが、首の角度も食べ物を喉の詰まらせる要因としては、大きなものだと思われます。

呼吸疾患・喉の痛み

喉や呼吸に関わる不調

呼吸は、人間が一番我慢できないものです。食事や睡眠なら数日我慢できますが、呼吸は数分も持ちません。

呼吸とは、鼻や口から酸素を肺に取り込み、いらなくなった二酸化炭素を身体の外へ出す働きをいいます。そして、この呼吸に関わる臓器、気管、肺、気管支、細気管支などを呼吸器といいます。

・喉の痛み

喉に限らず、首から上の不都合には、首から上の血流に関係することが大いにあります。血管が本来あるべき姿であれば、血液の流れは本来の形を保ちます。しかし姿勢が悪ければ血流も悪くなります。酸素や栄養・免疫力などを運んでいる血液の量が少なくなると、色々な不都合が生じてしまいます。私の経験上、風邪をひいた時、最初に喉を痛める人は、首に負担がかかっていることが多いようです。

・慢性気管支炎

気管支の粘膜に炎症が起こることです。

・気管支拡張症

気管支が広がったまま戻らなくなる病気です。広がった部分は細菌の温床となりやすくなります。

・気管支ぜんそく

アレルギーなどによる炎症で過敏になり、気道が狭くなり、喘鳴や咳が出るため、呼吸が苦しくなります。

・肺炎

肺が炎症を起こす病気で、風邪やインフルエンザなどがこじれて起こる場合や、高齢者では誤嚥性肺炎を起こす場合もあります。

・肺結核

結核菌の感染により肺に炎症が起こる病気です。

・肺気腫

肺胞の弾力性が低下した状態をいいます。ガス交換が十分でなくなるため息切れを起こしやすくなります。

・間質性肺炎

肺の間質に炎症を起こす病気です。肺胞がどんどん硬くなっていき、線維化が進むと呼吸ができなくなり、死に至ることもあります。

他にも胸膜炎や肺がん・気胸などがあります。

呼吸疾患があっても少しずつ運動しよう

猫背になると、呼吸するために必要な肋骨の動きや横隔膜の動きが圧迫されるため、必然的に呼吸が浅くなります。そのような状態では、各細胞に十分な酸素は送り届けられません。これが意味することは呼吸器のみではなく、あらゆる臓器をはじめ人間を構成している細胞にいたるまで影響するということです。

猫背になるということは、首を前に固定するということですから、気管支や食道を変形させるということです。当然その機能は損なわれます。

呼吸が浅く、身体の細胞に酸素が行き渡らないのでは、免疫機能にも悪影響を及ぼすことは十分考えられます。免疫機能に正常に活躍してもらうことで、感染や炎症に抵抗する力になりますので、姿勢は先に挙げた疾患とも無関係ではないのです。

現在は呼吸器に疾患があっても、運動をするように推奨しています。呼吸障害があると、どうしても運動不足になりがちですから、筋肉はどんどん落ちていきます。食欲も落ち、筋力も落ちるため、さらに呼吸困難が進むという負の連鎖が起きてしまいます。

呼吸器に問題があっても、正しい姿勢、胸郭を広げた状態で歩行練習をすることをお勧めします。

肩こり

首が前に出るほど肩がこる

肩こりにも様々な原因があります。筋肉性の場合の他に、内臓疲労からくるものがあります。しかし、いずれも自然な治癒力の一つで、筋肉の緊張を利用して身体を治そうとしているのです。軽度であれば、正しい姿勢で過ごしていれば、自然に解決されます。

まず、筋肉性の肩こりです。同じ姿勢の継続や繰り返しにより、身体には負担がかかります。それに適応しようと身体に歪みが出るのです。

すでに本書では何度も触れているように、首が前に出ているほど、首の後ろから背中の筋肉が緊張して、疲労物質が溜まります。

また、首が前に出た猫背の状態では、肩もあがっているでしょうから、僧帽筋などの肩の筋肉も常に縮まってリラックスすることがありません。やはり筋肉に疲労物質が溜まっていきます。

筋肉から疲労物質が流れ出て行かないでいると、それが痛みや腫れとなり、肩こりとして感じられるのです。

内臓がさがっても肩はこる

次に、もう一つの原因である内臓疲労性の肩こりについてです。

内臓は腹膜に包まれて横隔筋にぶらさがった状態です。食べ過ぎたり、便秘になったりすると、横隔膜がその重さでさがってきます。横隔膜は胸郭の底にあり、胸郭を持ちあげているのが、肩や首の筋肉です。ですから、食べ過ぎや便秘によって、肩や首の筋肉が引っ張られて緊張し、硬くなるのです。

加えて、猫背の姿勢が、内臓を圧迫すること、腸が押しつぶされて便秘になるやすくなることを考えれば、結局、正しい姿勢を習慣付けて、横隔膜で内臓を持ちあげることが、肩こりを改善する方法の一つだと言えます。もちろん暴飲暴食は控えましょう。

四十肩、腕の痛み

肩甲骨があがったままで腕を使うと、肩を痛める

四十肩や五十肩の呼び名の通り、高齢者の訴えがほとんどなので、若い人にはまだ先の話のように思われがちですが、生きていればいずれは行く道、知っていて損はないと思います。

さて、文豪でありボディービルを好んでいた三島由紀夫は「木刀を振っていたら四十肩などにはならない」と言っていたそうです。確かに、正しく木刀を振るためには、正しい姿勢でなければ振れません。少なくとも猫背では振れません。

私は、四十肩のような状態を三十代の頃に一度、経験しています。この時は剣道をしていたのですが、それにも関わらず四十肩になったのは、空手の突きの稽古も毎日のようにしていたことによる使いすぎだろうと考えています。

私のような場合は稀で、一般的には猫背が関わっています。

四十肩

四十肩になると、肩に痛みが走ります。上腕まで痛みがくることもあります。その痛みのために、腕をあげられない、髪を結べない、後ろに腕を回せないというように、腕の可動域が制限されます。

原因としては、肩関節にある潤滑役の関節包や腱板（腱の複合体）に炎症が起きるためであるとされています。病名としては、肩関節周囲炎や凍結肩です。

私のように使いすぎではないにも関わらず四十肩になるのは、猫背で肩甲骨が上にあがっているためです。

腕を自由に使うために、とくに上にあげるためには、肩甲骨の動きとの連動が不可欠です。なぜなら、腕は１２０度まであがりますが、残る60度は肩甲骨の動きによるものだからです。

肩甲骨が上にあがった状態ではそれができないので、腕をあげる角度が制限されるのです。とは言え、腕を使わないと生活できませんから、慢性的に負担がかかり、四十肩になるのです。

猫背になりやすい職業であるデスクワークに就いている人や、腕をあげ続けなければならない職業である美容師、教員などの人は注意が必要です。

回復の三段階

回復には三つの段階、急性期・拘縮期・回復期があります。それぞれどのようなものなのかを説明していきます。なお、回復に一年以上かかる人もいれば、数種間で回復する人もいますので、あえてそれぞれの期間は書いていません。

急性期……肩関節や上腕が激しく痛み、肩の動きを含め、腕を動かす時だけでなく、ひどくなると動かさない時も痛みます。寝ている時でも痛みます。安静第一の時期です。

拘縮期……急性期よりは痛みが治まりますが、動きに制限があります。この時期に、リハビリが必要になります。動かさないでいると、可動域が狭くなる可能性があります。

回復期……ほぼ痛みは感じられなくなりますが、動きによっては痛みが残ります。

一番良いのは、四十肩にならないように、正しい姿勢をして、肩甲骨をさげることを心がけることです。ですが、すでになってしまった人は、急性期はまず安静に努め、痛みが治まってきたところでリハビリを含め、正しい姿勢をつくる練習をしてください。肩の腱の炎症が治まっても、肩甲骨が動かなければ、またすぐに痛めてしまうでしょう。

腕の痛み

四十肩のように肩関節が痛むのではなく、肩から上腕にかけて痛み、なかには腕があがらない人がいます。私はデイサービスで累計４万人を看ておりますが、高齢者に多い不定愁訴の一つです。多くの人が病院で肩に注射をされますが、効果がない人が多いようです。腕の痛みを訴える人は、共通して肩甲骨周囲が硬くなっています。猫背ではない人もいますが、肩甲骨周囲の硬さは共通しています。

そのような人の肩甲骨周囲を柔らかくすると、全員と言っていいほど痛みが軽くなります。腕が痛いのに背中を触るのですから、多くの人が「なぜ？」という表情をします。

猫背ではない人でも肩甲骨周囲が硬くなるという事実から察すると、使わないから硬くなるのか、使いすぎて硬くなるのか、どちらの原因も考えられます。

ただ、高齢になれば筋肉の柔軟性が失われていくことを考えると、柔軟性を維持するための努力が必要になってくることは間違いありません。そのためには、まず正しい姿勢を維持すること。肩甲骨周囲の筋肉を揉んだり、温めたりして一時的に柔らかくなったとしても、正しい姿勢を身に付けなければ、元の木阿弥です。

腰痛

悪い姿勢によって腰と背中の筋肉が悲鳴をあげる

４人に１人が腰痛持ちとも言われているほど、腰痛は悪い意味で一般に普及しています。腰痛の原因は幾つかあるのでしょうが、姿勢の悪さからくるものが多いようです。

一番良くないのは、反り腰です。腰椎は自然に前弯しているものですが、必要以上に反った状態は、反ったところに負荷が集中するので、痛めやすいのです。

人間の背骨は背中側にあるので、上体が前に倒れやすい構造であり、これを背中の筋肉で後ろから支えています。反り腰は、背骨全体が反っているのではなく、腰椎が反っているだけなので、前に倒れやすい構造をさらに強くしている状態であると言えます。ここに猫背が加わると、頭の重さによって前に倒れる力がさらに増します。

それを腰や背中の筋肉によって支えるので、筋肉が持続的な緊張を強いられ、老廃物がどんどん溜まっていくのです。疲労物質が腰の痛みの原因になる、あるいは筋繊維が傷付いて炎症を起こして痛むなど、筋肉の疲労が腰痛として現れる可能性は大きいでしょう。

付け加えると、腰痛になる方は腹筋にも硬くなっている部分があります。身体の前面にある屈曲系の筋肉と、身体の後面にある起立系の筋肉は、お互いに拮抗して存在していますから、片方が緊張状態になると、バランスを保つためにもう一方も緊張することが多いのです。

腰が曲がった姿勢でも、腰や背中の筋肉が緊張し支えなければならない状態なので、腰や背中の筋肉に疲労物質が溜まったり、筋繊維が傷ついたりして炎症するという構図は同じです。

歪んだ圧力が背骨を変形させる

また、筋肉のダメージではなくて、軟骨や椎骨の変形による神経の圧迫が腰痛の原因となることもあります。

背骨には、神経が通っていて、背骨の骨（椎骨）ひとつひとつの間には椎間板という軟骨が入っています。また、椎間孔からは左右に神経が出て、対応する筋肉や内臓につながっています（65ページ参照）。この神経が、背骨の変形などで圧迫されると、痛みやしびれが出ます。

椎間板に長期にわたって偏った負荷が加わることで、饅頭が潰れるように変形し、神経を圧迫するのが、「椎間板ヘルニア」です。

他にも、椎骨自体が潰れたり、椎間板が潰れたりして、椎間孔を狭めることで神経を圧迫するのが、「変形性腰椎症」です。

反り腰以外にも、片側ばかりで物を噛む、脚の組み方が決まっているなど、偏った身体の使い方によっても、背骨は歪みます。本来は左右均等になっているべきものなのに、常に緊張を強いられている側と、使われない側があるという状態が習慣化することで、身体は歪んだ状態に固定されてしまいます。

良きにつけ悪しきにつけ、習慣にはこのような力があるのです。どうせ習慣の力を使うのであれば、正しい姿勢を維持するために使いたいものです。

胃腸の不調

消化不良と便秘

猫背によって内臓が圧迫されることは、第2章で説明しました（74ページ参照）。

副交感神経により支配される胃腸は、「蓄え」という重大な役目を持つ器官です。胃腸が圧迫されると、胃は消化不良になり、腸にとっては便秘の原因となります。便秘がなくなると病気の7割がなくなると言われるほど、排便は必要な行為です。

胃の不調を訴えている人は、胃の裏側の筋肉が硬くなっている人が多く、そこを柔らかくすると胃の不調が軽減することがあります。もちろん、根本的な改善のためには、姿勢を正しくするところから始めてください。

尿漏れ・尿失禁・便失禁

尿失禁の約70％は、骨盤底筋郡の緩みを原因とする腹圧性尿失禁です。他には、脳の障害によって起こる切迫性尿失禁と、切迫性と腹圧性の混合型があります。

出産経験のある女性の60％は尿漏れの経験を訴えており、決して珍しいものではありません。とくに出産の後、骨盤周囲の筋肉が緩みやすくなるため、加齢とともに尿失禁になりやすいようです。

腹圧性尿失禁の予防には、骨盤底筋群を鍛えることが有効です。

骨盤底筋群は、骨盤の下の底にある筋肉群です。恥骨から尾底骨までを結び、下から内臓を支えるハンモックのような筋肉です（114ページ参照）。

骨盤の底には、尿道、膣（女性であれば）、肛門が並んでいます。骨盤底筋群には、尿や便を我慢する役割があります。

その他、骨盤底筋群は骨盤を締め、お尻を小さくし、下腹部を凹ませる働きもあります。

第３章で紹介した「仙骨を締める」というコツは、腸腰筋や骨盤底筋郡など、骨盤を中心にした膝からへそまでの筋肉を強化してくれます。ですから、尿失禁や便失禁を予防することに役立つのです。

男性の尿漏れ

男性も40を越える頃になると、排尿後、パンツを汚してしまうことがよくあります。その原因は女性の場合と同じです。骨盤底筋郡が緩んでいるため、排尿後に出し切れなかった分がパンツをあげた後に出てしまうのです。

改善の方法も女性同様、骨盤底筋群を鍛える「うんこ我慢」の姿勢を練習すること。ちょうど、立ちションでおしっこを遠くに飛ばすような身体の使い方も同じように骨盤底筋群が働きます。

手っ取り早い方法として、ある大病院の副院長でもある泌尿器科のドクターから習った方法があります。それは、排尿後、睾丸のすぐ真後ろを指で圧してやると、残っている尿が排出されるというもので、パンツにしまう前に是非試してみてください。尿漏れで悩んでいる男性であれば、これを知っただけでも、お金を払って本書を買った価値があるのではないでしょうか。

変形性股関節症

股関節を鍛える和式文化

股関節は、身体の中で最も大きな関節であり、基本的な全身運動である、立つ、歩く、走る、昇る、降りる、蹴る、飛ぶなどの基本的な動きを支えています。この関節に障害や痛みが出るということは、その度合いによっては日常生活にかなりの不便を強いられます。

近年、大腿骨頸部骨折、つまり大腿骨の骨頭の柄の部分を骨折してしまう高齢者が増えてきていて、その原因の一つに生活様式の変化があると言われています。

以前の日本では、和式トイレで中腰を維持しなければなりませんでした。布団は敷きっぱなしではなく、毎日あげさげしていました。そのため、股関節周囲の筋肉はおのずと鍛えられ、骨に負荷が掛かるために強くなりました。それに比べ、欧米様式の生活スタイルでは、股関節に掛かる負担はかなり軽減されました。

こうした背景に、加齢による筋力と骨密度の低下と、姿勢の悪さによって股関節への負担が偏ることで、股関節が変形してしまうと考えられます。

反り腰になると股関節が弱くなる

変形性股関節症も、姿勢の悪さによって、本来載るべき場所に上半身が載っていないことが原因になることが多くあります。

股関節は、骨盤の下の左右にある窪みに、大腿骨の骨頭がはまり込んでいる球関節です。「うんこ我慢の姿勢」をした時に、正しい位置にはまり、軟骨も体重を受け止められるようにできています。

ところが、腰反りが強い場合、大腿骨頭を骨盤の窪みに固定するための力が弱まり、体重を正しく支えられなくなります。

また、骨盤に左右の傾きがある場合も、負荷のかかる部位が集中してしまいます。すると、大腿骨頭と寛骨臼の表面を覆っている軟骨がすり減ったり、表面が硬くなるなどして痛みが生じてきます。軟骨は2〜4ミリですから、掛かる負荷の偏りが長期間にわたれば、高齢になる頃にはすっかりすり減ってしまうのです。

一度、すり減ってしまうと軟骨は再生せず、取り返しがつきません。股関節が痛むと安静にしていなければなりません。

ただ、運動をしなければ、脚の筋肉はどんどん衰えていくので、筋力の維持と痛みの間に板挟みになってしまいます。

身体は、どこか一部でも歪むと、その歪みを補うために歪みは他へ波及します。特に股関節や膝関節などは体重そのものを支える役目をしているのですから、その影響は計り知れません。股関節の痛みは、股関節に限らず全体を見なければならないのです。

大切なことは本来あるべき位置で支えることです。いつも正しく負荷がかかり、正常な筋力でそれを補っていたならば、関節に大きな負担はかからないでしょう。日頃から姿勢に注意を払い、筋肉を使うことを心がけるだけで、健康は十分に維持できると考えられます。

膝痛（変形性膝関節症）

膝の痛みの原因

膝痛は多くの人を悩ませる不調の一つです。その原因として挙げられるのは、膝の使い過ぎ、運動不足、関節組織の老化、悪い姿勢や動作、外傷、ねじれ、冷え、体重の増加など、多岐にわたっています。

膝の使い過ぎはスポーツ選手に多く、若くても頻回に起こります。

逆に、運動不足によっても、膝を支えるための筋力が弱くなってしまい、身体を支えるために過度な負担がかかってしまう場合があります。筋力の低下による膝痛は、本来、高齢者に多いはずの症状ですが、近頃は年齢層が低くなってきているようです。

また、運動不足は太りすぎにもつながるため、膝への負荷はさらに強くなります。

高齢化による膝の痛みは、デイサービス施設を運営していると身近に感じます。高齢者のほとんどが膝の痛み、あるいは不都合を訴えます。高齢化による関節組織の老化は、避けて通れないものなのでしょう。

先に挙げた幾つもの理由で、関節軟骨は徐々に剥がれたり、すり減ったりすることにより骨が露出してきます。そして、その分だけ関節の隙間が狭くなります。

さらには、欠けた関節軟骨がトゲのようになったり、その細かい削りカスが関節包の内側にある滑膜を刺激します。

すると、それに反応して滑膜から白血球やリンパ球を含む「関節液」が出ます。

すると炎症が起こり、痛みや腫れ、熱を持つようになります。ひどくなると関節のこわばりが一層強くなり、正座ができなくなったり、階段の昇り降りがつらくなります。そして行き着くところは膝関節の変形で、Ｏ脚がひどくなるのです。

膝の軟骨

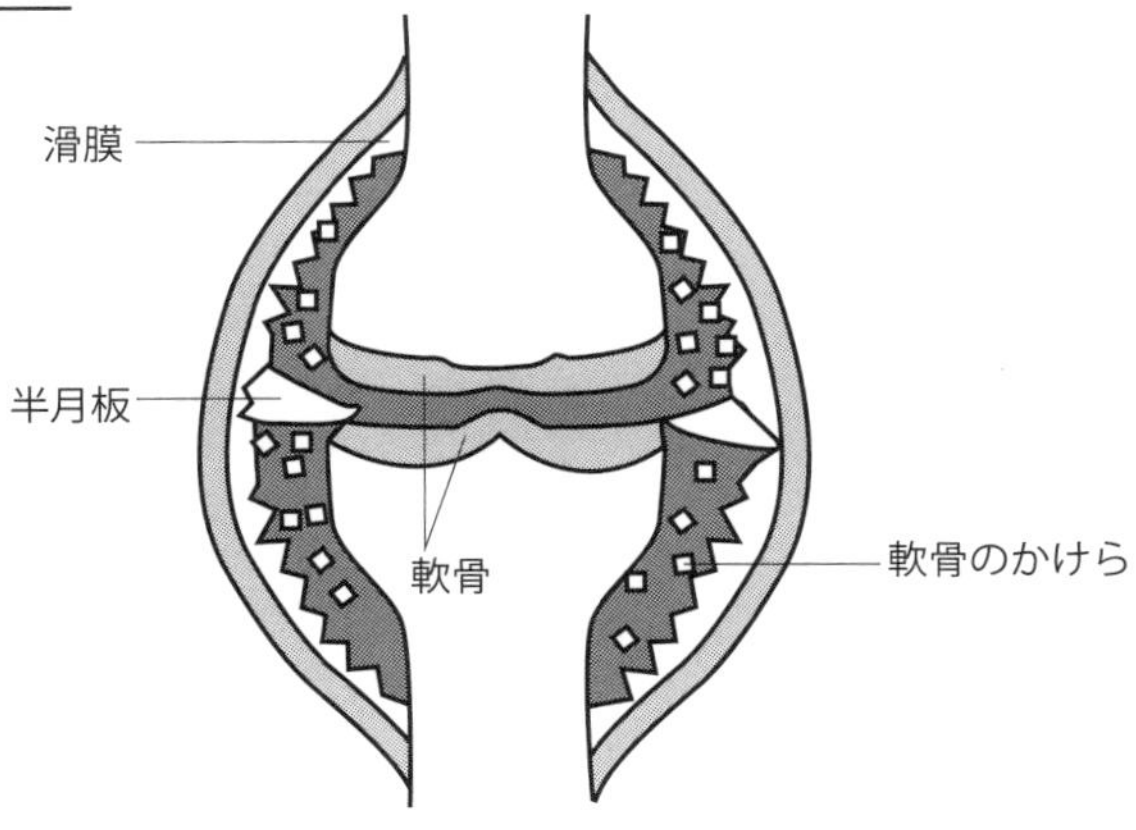

膝を守るためには

膝を守るためには筋肉を弱めない、無理な動きをしない、そして冷やさないことです。筋肉を弱めないためには、適度な運動が必要です。運動不足で膝周りの筋肉が弱く、硬くなると、関節を支え、負荷を吸収する力が弱くなります。そのため、軟骨がすり減りやすくなります。

無理な動きをしないことも大切です。若い年齢でも急激な動きや、ひねる動きをできるだけ避けることが大切です。

また、膝が冷えることで痛みが増すことがあります。膝が冷えると、筋肉が硬直して血液の流れが悪くなります。血液が上手く流れないということは、炎症を起こしている炎症物質などが停滞してしまうということです。しかも、酸素や栄養など負傷を治すための物質の供給も滞ることにもなるので治りは遅くなります。

膝の痛みがない、あるいは軽いうちであれば、無理な動きをしないように気を付けて、運動を継続してほしいと思います。とくに、若いうちは無理のない範囲で筋肉に強めの負荷をかけることも、筋肉の維持には大切なことです。

もちろん、姿勢には気を付けましょう。猫背や反り腰、腰が丸まった姿勢は、膝が曲がったままになりやすく、負担がかかってしまいます。

他にも、身体には利き手があるのと同様に、左右どちらかが使いやすいようにできています。脚はもちろん、顎にも利き側があり、一方に偏った身体の使い方をすると、そこから身体に歪みができて、全身に影響を及ぼした結果、膝の痛みとして現れることがあります。横に寝た姿勢でいることが長いことや、一方の脚をよく組むことなども、歪みの原因になります。

また、ハイヒールなど靴の底が斜めになっている靴は、膝への衝撃を和らげることができません。習慣的に履かなければならない方であれば、ハイヒールを履いていない時間を大切に使って、膝のケアや筋肉を付ける運動が大切になります。

膝が既に痛い場合、「痛いから歩けない。歩けないから筋力が低下し、さらに痛みは増大する」という悪循環に陥ってしまいがちです。やはり運動をすることが大切なのですが、できるだけ身体を温めてから、運動を始めることを心がけるのが賢明です。私のデイサービスでも膝に痛みのある人は温めるようにしています。

おわりに

若い頃には武道を修行して「いかに人を倒すか」ばかりを考えていたのに、いつの間にか「いかに人を癒やすか」を考えるようになり、そしていつしかそれらが共通の眼目となり、今日に至っております。「鬼手仏心」とでも言いましょうか、「人を倒すという行為」と、「人を癒すという行為」は表裏一体であることの現れなのではないかという気がします。

もちろん、まだまだ目指す場所は遠く彼方にありますが、60歳を目前にして大まかなレールを敷くことはできたのではないのかな?と思っています。

さて、これまで私が発表してきた書籍は、合理的な動きをするための身体の使い方について説明するものが中心でした。今回は、その「合理的な動き」を導くための「正しい姿勢」が、いかに健康に結び付くものなのかを説明したものです。本書を読んでいただいた方には、「姿勢と病」が密接に結び付いていることに納得していただけたのではないかと思います。

日常生活に追われ、「姿勢」について深く考える暇などないかもしれません。しかし、姿勢に対する意識を改めないと、気が付いた頃には時すでに遅しと、様々な不定愁訴に悩まされることになるでしょう。悪くすれば病院を受診することになり、医師に言われるままに処方された幾つもの薬を飲み続けることになります。

薬で一時的に楽になることで「救われた」と思うかもしれませんが、その安易な方法に依存心が芽生え、薬を手放すことができなくなってしまうことに問題があります。慢性的に薬を使用していると効き目も鈍くなり、服用する薬も、副作用も増えていってしまう恐れがあります。薬は「救急」以外は効果が薄く、むしろ常用には害が伴うことがあることも多々あると疑うことも必要、というのが、病院に20年以上勤務していた私が皆さんに伝えたいことです。

慢性的で依存性が高いといえば、スマートフォンも問題になっています。スマホだけでなく、タブレットやパソコンなどは猫背を助長し、股関節の角度を狭めてしまいます。しかし、日々の生活をする中では、否が応でもそうした機器に関わらなければならず、姿勢を崩す習慣が「これでもか、これでもか」と増え続けています。今は、そういう時代のように思えます。

だからこそ、今一度、姿勢という健康にとって一番基本になる事柄を意識してほしいのです。姿勢への意識がこの時代で健康を長く保つために重要なのです。

もちろん、私は西洋医学を否定しているのでありません。「自分で気を付けることができることはしましょう」ということと言っているのです。スマホも、せっかく便利な機器なのですから、ゲームばかりしていないで、自分のためになるようなことに使用して欲しいのです。

健康や不調、病気について、自分の意識次第でなんとかできるのであれば、それに越したことはないのではないでしょうか？　姿勢を正すことには、大きな努力は必要ありません。必要なのは、小さな努力の継続です。お金もかからず副作用もなく、健康を手に入れるのが一番。自らの力で頑張って継続させてください。結果はその努力の後ろから付いてきますから。

もちろん、私の理論が頭では理解できない人もいるでしょう。しかし、私は空手や合気道などの武道、医療やデイサービスの現場において、45年間、累計5万人に触れ、肌で感じた内容をお話ししています。実践していただければ、多くの人に身体で理解してもらえるだろうと思います。

今、私は身体をテーマにした書籍としては恐らく最後になる『丹田とは何か（仮題）』

を執筆しています。これは、解剖学的に「この骨はどうような位置に、この筋肉はどのような位置に」などと具体的に説明することができない、「重心」とか「意識」など、どこまで具体的にできるかが課題となっておりますが、武道の実践者のみならず、運動や健康に関心のある皆さんに興味深い内容を提示できると思います。

本書を最後まで読んでくださり、ありがとうございました。この本の内容が少しでも皆様の健康に役立ち、「身体が楽になった」と思っていただければ、著者としては望外の喜びとなります。是非、継続して結果を出すことを願っております。

最後に、この場を借りて、本書の編集に関わってくれた近藤さんと、ＢＡＢジャパンの皆様に感謝を申し上げます。

日本武道学舎　吉田始史

著者プロフィール

吉田 始史（よしだ もとふみ）

幼少より空手や剣道、合気武道を学び、また看護師として医療・生理学にも精通し、効率の良い身体の使い方を研究。その集大成を独自の理論「運動基礎理論」としてまとめ、自ら主宰する「日本武道学舎」にて子どもから大人まで、幅広く指導している。現在、「デイサービスがまの穂」を立ち上げ、地域のお年寄りの健康維持に貢献している。主な著書に『仙骨姿勢講座』『７つの意識だけで身につく 強い体幹』『「４つの軸」で強い武術！』（いずれもBABジャパン）、他多数。

日本武道学舎　http://nihonbudogakusya.com/
デイサービス がまの穂　http://gamanoho.com/

“武道的カラダ”に学ぶ、健康と強さのコツ

武道家は長生き いつでも背骨

2018年7月5日　初版第１刷発行

著　者　吉田始史
発行者　東口敏郎
発行所　株式会社 BABジャパン
〒151-0073 東京都渋谷区笹塚 1-30-11　4・5F
TEL 03-3469-0135　FAX 03-3469-0162
URL http://www.bab.co.jp/　E-mail shop@bab.co.jp
郵便振替 00140-7-116767
印刷・製本　中央精版印刷株式会社
ISBN978-4-8142-0139-6 C2077

■Cover Design／やなかひでゆき　■Cover Illustration／梅村昇史
■Illustration／中島啓子　■Design & Edit／近藤友暁

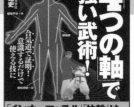

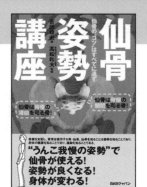

BOOK Collection

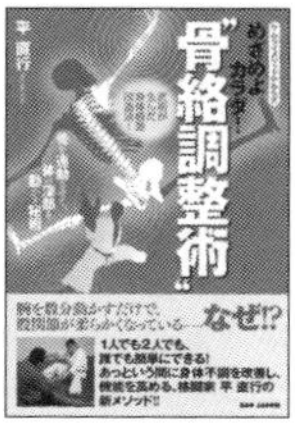

めざめよカラダ! “骨絡調整術”

骨を連動させて、体の深部を動かす秘術

「腕を数分動かすだけで、股関節が柔らかくなっている…なぜ?」 1人でも2人でも、誰でも簡単にできる! あっという間に身体不調を改善し、機能を高める、格闘家 平直行の新メソッド。骨を連動させて体の深部を動かす秘術、武術が生んだ身体根源改造法。生活環境の変化に身体能力が劣化した現代において、古武術より導き出した「骨絡調整術」を現代人にマッチさせ、その神髄をサムライメソッドとして収めた潜在力を引き出す革命的な身体調整法です。

●平直行 著 ●四六判 ●180頁 ●本体1,400円+税

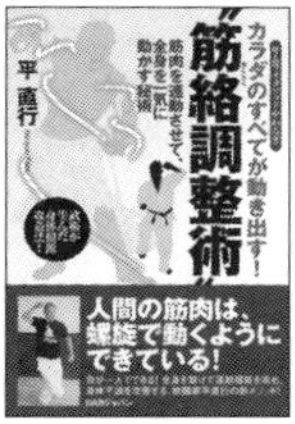

カラダのすべてが動き出す! “筋絡調整術”

〜筋肉を連動させて、全身を一気に動かす秘術〜

なぜ、思うように動けないのか? なぜ、慢性不調がいつまでも治らないのか? それは、現代環境が便利になりすぎたゆえに“動物本来の動き”が失われたからなのだ!! “現代人がやらなくなった動き”この本の中に、それがある! 自分一人でできる! 全身を繋げて運動機能を高め、身体不調を改善する、格闘家平直行の新メソッド!

●平直行 著 ●四六判 ●192頁 ●本体1,400円+税

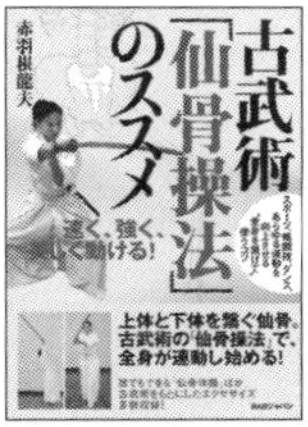

古武術「仙骨操法」のススメ

速く、強く、美しく動ける!

「上体と下体を繋ぐ仙骨。古武術の『仙骨操法』で、全身が連動し始める!」 あらゆる運動の正解はひとつ。それは「全身を繋げて使う」こと。古武術がひたすら追究してきたのは、人類本来の理想状態である“繋がった身体”を取り戻すことだった! スポーツ、格闘技、ダンス、あらゆる運動を向上させる“全身を繋げて”使うコツ、“古武術ボディ”を手に入れろ!誰でもできる「仙骨体操」ほか、古武術をもとにしたエクササイズ多数収録!

●赤羽根龍夫 著 ●A5判 ●176頁 ●本体1,600円+税

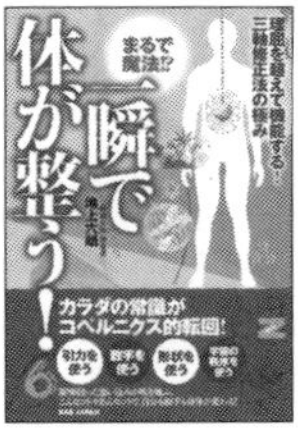

まるで魔法!?一瞬で体が整う!

〜理屈を超えて機能する!三軸修正法の極み〜

「引力を使う」「数字を使う」「形状を使う」「宇宙の秩序を使う」…カラダの常識がコペルニクス的転回! ・三軸旋回の物理法則を使う・修正方向を記号化して唱える・対象者の名前を数字化して√を開く ・Z 巻きのコイルをかざす・アナログ時計の左半分を見る・音階「ソ、ファ」をイメージする ...etc. どの方法でも体が整う! 凝り固まった思い込みが吹き飛ぶ、こんなコトや あんなコトで、自分も相手も身体が変わる!

●池上六朗 著 ●四六判 ●184頁 ●本体1,300円+税

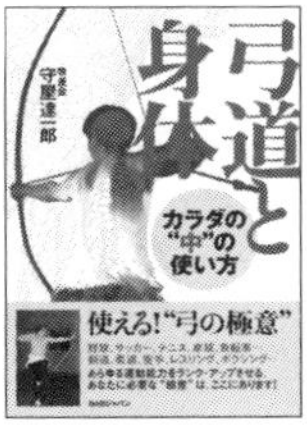

弓道と身体

〜カラダの“中”の使い方〜

「表面の筋力を使わずに“中”を使って力を起こす方法」、「止まっていても、いつでもどの方向へも動ける身体」、「全身くまなく意識を届かせる、“体内アンテナ”」常識練習ではなかなか届かない、こんな身体操法こそが欲しかった! 野球、サッカー、テニス、卓球、自転車…、剣道、柔道、空手、レスリング、ボクシング…、あらゆる運動能力をランク・アップさせる、あなたに必要な“極意”は、ここにあります!

●守屋達一郎 著 ●A5判 ●184頁 ●本体1,600円+税